154

Anaesthesiologie und Intensivmedizin
Anaesthesiology
and Intensive Care Medicine

vormals „Anaesthesiologie und Wiederbelebung"
begründet von R. Frey, F. Kern und O. Mayrhofer

Herausgeber:
H. Bergmann · Linz (Schriftleiter)
J.B. Brückner · Berlin   M. Gemperle · Genève
W.F. Henschel · Bremen   O. Mayrhofer · Wien
K. Meßmer · Heidelberg   K. Peter · München

R. Larsen

Kontrollierte Hypotension

Durchblutung und Sauerstoffverbrauch
des Gehirns und des Herzens

Mit 20 Abbildungen und 19 Tabellen

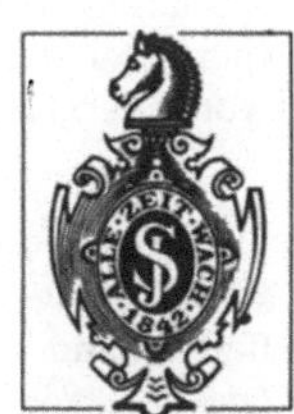

Springer-Verlag
Berlin Heidelberg New York 1983

Priv.-Doz. Dr. med. Reinhard Larsen
Zentrum für Anaesthesiologie
der Universität Göttingen
Robert-Koch-Str. 40
D-3400 Göttingen

CIP-Kurztitelaufnahme der Deutschen Bibliothek
Larsen, Reinhard: Kontrollierte Hypotension: Durchblutung u. Sauerstoff-
verbrauch d. Gehirns u. d. Herzens / R. Larsen. — Berlin; Heidelberg;
New York: Springer, 1983.
(Anaesthesiologie und Intensivmedizin; 154)
ISBN-13: 978-3-540-11921-0   e-ISBN-13: 978-3-642-68819-5
DOI: 10.1007/978-3-642-68819-5
NE: GT

Satz: Schreibsatz-Service Weihrauch, Würzburg
Druck und Bindearbeiten: Offsetdruckerei Julius Beltz KG, Hemsbach
2119/3321-543210

Inhaltsverzeichnis

Inhaltsverzeichnis VII

I Einleitung

Die gegenwärtige Einstellung der Anaesthesiologen zur Praxis der kontrollierten Hypotension ist zwiespältig: die einen verteidigen sie nachdrücklich als Bereicherung der Anaesthesie-Technik, die anderen stehen ihr skeptisch gegenüber oder lehnen sie als sinnlos und gefährlich ab [17, 18, 24, 25, 27, 32, 36, 55, 59, 102]. Die Kontroverse hat vor allem historische Hintergründe. In den ersten Jahren der praktischen Anwendung fehlte eine verbindliche Definition des Begriffes kontrollierte Hypotension; es gab eine Vielzahl höchst unterschiedlicher Techniken; die physiologischen Reaktionen des Organismus waren methodisch nicht erfaßbar und die Assoziation zum gefürchteten Schock-Syndrom lag nahe. Zusätzlich war die kontinuierliche Überwachung während und nach der Hypotension unzulänglich und Komplikationen daher keine Seltenheit [25, 27, 39, 55, 59].

Inzwischen haben sich Konzept und Methoden der kontrollierten Hypotesion erheblich gewandelt. Die Sicherheit für den Patienten ist auf der Grundlage genauerer Kenntnisse über die Wirkung der Blutdrucksenkung auf die Organe sowie verbesserter kontinuierlicher Überwachungstechniken größer geworden; sie hat sogar nach Meinung von Enderby [27], einem Wegbereiter der kontrollierten Hypotension, in den Händen des Erfahrenen ein Ausmaß erreicht, das demjenigen einer in Normotension durchgeführten Anaesthesie gleichzusetzen ist.

Trotz dieser insgesamt günstigen Entwicklung ist das Anwendungsgebiet der kontrollierten Hypotension nicht breiter geworden. Der Grund hierfür liegt wahrscheinlich in der nach wie vor kontrovers geführten Diskussion über das Verhalten der Organdurchblutung während der niedrigen Perfusionsdrucke. Kritiker der Hypotensions-Technik weisen vor allem auf die Gefahr einer Ischämie der Vitalorgane mit nachfolgenden Störungen von Funktion, Metabolismus und Struktur hin, während ihre Befürworter betonen, daß die Hypotension zwar mit dem Schocksyndrom den niedrigen Blutdruck gemeinsam habe, die normale Organdurchblutung jedoch aufgrund der begleitenden Vasodilatation erhalten bleibe und Organschäden somit nicht zu erwarten seien [25, 26, 39, 55, 59, 102].

Der Perfusionsdruck kann nur in eingeschränktem Maße als Indikator für eine ausreichende Organdurchblutung angesehen werden, vor allem weil zahlreiche Organe, wie z.B. Hirn, Herz und Niere, eine Autoregulation aufweisen, d.h. ihre Durchblutung über einen weiten Bereich von Perfusionsdruckänderungen konstant halten können. Zusätzlich muß während der kontrollierten Hypotension mit komplexen hämodynamischen Reaktionen durch die pharmakologische Wirkung der blutdrucksenkenden Substanzen und ihre Interaktion mit den gewählten Anaesthetika gerechnet werden. Daher sind eindeutige Aussagen ohne direkte Messung der Organdurchblutung nicht möglich.

Gegenwärtig liegen nur wenige Berichte über direkte Durchblutungsmessungen klinisch wichtiger Organe wie Gehirn und Herz während und nach kontrollierter Hypotension bei Mensch und Tier vor. Die Ergebnisse sind zudem widersprüchlich, so daß eine abschließende Beurteilung noch nicht möglich ist. Dieser Sachverhalt gab den Anlaß zu der vorliegenden Arbeit.

Schwerpunktthema der Arbeit ist die Untersuchung der Hirn- und Koronardurchblutung sowie des zerebralen und myokardialen Sauerstoffverbrauchs während und nach kontrollierter Hypotension mit Halothan, Trimetaphan und Nitroprussid-Natrium unter möglichst kliniknahen experimentellen Bedingungen. Zusätzlich wurde hierbei das für die neurochirurgische Hypotensionspraxis wichtige Verhalten des intrakraniellen Druckes untersucht. Daneben wurden in einer weiteren Versuchsreihe die Auswirkungen der von einigen Autoren [2, 5, 6, 86] empfohlenen Kombination von Nitroprussid-Natrium-Hypotension und β-Blockade auf Hirndurchblutung und zerebralen Sauerstoffverbrauch untersucht. Ergänzend erfolgten Untersuchungen an Patienten, um die Übertragbarkeit der tierexperimentell erhobenen Befunde auf die klinische Praxis zu überprüfen.

Aus den erhobenen experimentellen und klinischen Befunden werden Rückschlüsse für die praktische Anwendung der Hypotensionsverfahren gezogen. Hierbei wird die kontrollierte Hypotension bei Patienten mit Herz-Kreislauf-Erkrankungen und raumfordernden intrakraniellen Prozessen besonders berücksichtigt.

II Gegenwärtige Praxis der kontrollierten Hypotension

1 Definition

Der Begriff „kontrollierte Hypotension" ist nach wie vor unscharf definiert; insbesondere besteht keine Einigkeit über den Schwellenwert, bis zu dem der Blutdruck ohne Gefährdung einer ausreichenden Organperfusion gesenkt werden kann. Die Angaben reichen von 30–40 mmHg syst. [36], 55–65 mmHg syst. [27], 60–70 mmHg syst. [32] bis hin zu 50–60 mmHg Mitteldruck [25, 111]. In der vorliegenden Untersuchung wird in Anlehnung an Eckenhoff [25] und andere [38, 111] unter „kontrollierter Hypotension" eine pharmakologisch induzierte Blutdrucksenkung auf einen mittleren arteriellen Druck zwischen 50–60 mmHg beim anaesthesierten und kontrolliert beatmeten Tier oder Menschen verstanden. Hierbei wird das Verfahren unterstützt durch Lagerungsmaßnahmen, die das Operationsgebiet über die Herzebene anheben und damit die Wirkung der Schwerkraft zusätzlich ausnutzen.

2 Ziele, Indikationen, Kontraindikationen

Seit Einführung der kontrollierten Hypotension in die praktische Anaesthesie vor etwa 30 Jahren wird die Methode von ihren Befürwortern angewendet, um Blutungen im Operationsgebiet zu vermeiden und hierdurch dem Chirurgen das operative Vorgehen zu erleichtern [27, 32]. Zusätzlich sollen intraoperative Blutverluste auf ein Minimum reduziert und damit die Indikation zur Bluttransfusion eingeschränkt werden [27, 111]. Von großer Bedeutung ist die kontrollierte Hypotension nach wie vor in der Neurochirurgie: hier dient sie vor allem dazu, bei Operationen intrakranieller Aneurysmen die Wandspannung in Aneurysmasack und -hals herabzusetzen und damit die Rupturgefahr zu vermindern [32, 36, 38, 64].

Diese von den Befürwortern der Hypotension hervorgehobenen Vorzüge sind nicht unwidersprochen geblieben. Einige Autoren weisen daraufhin, daß insbesondere bei unsachgemäßer Technik die Blutung im Operationsgebiet durch die Vasodilatation eher noch verstärkt werde [27], andere bezweifeln die Verminderung des intraoperativen Gesamtblutverlustes [55] und selbst die Wirksamkeit und Notwendigkeit bei der intrakraniellen Aneurysma-Chirurgie wird infrage gestellt [24, 36].

Die Indikationen zur kontrollierten Blutdrucksenkung sind nach wie vor umstritten und in den letzten Jahren zunehmend eingeengt worden [17, 25]. Dennoch führen zahlreiche Autoren die Hypotension bei den unterschiedlichsten Eingriffen in der plastischen Chirurgie, HNO-Heilkunde, Orthopädie, Tumorchirurgie und Neurochirurgie durch [5, 6, 18, 27, 32, 55]. Andere Autoren beschränken die Technik der kontrollierten Hypotension auf besonders blutreiche Eingriffe oder Operationen intrakranieller Gefäßmißbildungen bzw. wenden die

Hypotension nur selten und dann in ausgewählten Fällen an oder nur um das Unmögliche
möglich zu machen [2, 17, 24, 36, 110, 111].

Über die Kontraindikationen herrscht unter den Anaesthesiologen weitgehende Übereinstimmung. Sie werden jedoch von einzelnen Autoren relativiert und nicht strikt eingehalten [25, 27]. Die meisten Autoren führen keine kontrollierte Hypotension durch, wenn
Gefäßerkrankungen der Vitalorgane vorliegen [111]. Dies gilt in besonderem Maße für die
zerebrale Arteriosklerose und die Koronarkrankheit sowie abgelaufene Infarkte bzw.
Ischämien in diesen Organen. Hinzu kommen Herzinsuffizienz, Hypertonie, schwere Anämie,
ausgeprägter Volumenmangel sowie Erkrankungen, die mit wesentlichen Störungen des pul-
monalen Gasaustausches einhergehen [17, 32, 36, 55].

3 Substanzen zur Blutdrucksenkung

Das methodische Vorgehen bei der kontrollierten Hypotension ist weitgehend vereinheitlicht
worden. Techniken wie Arteriotomie, Pooling von Blut in den Extremitäten mit Hilfe von
Tourniquets sowie hohe Spinal- und Periduralanaesthesie gehören wegen ihrer schwierigen
Handhabung und schlechten Steuerbarkeit der Vergangenheit an [59]. Die kontrollierte
Hypotension wird heutzutage in Allgemeinnarkose verbunden mit kontrollierter Beatmung
und unterstützenden Lagerungsmaßnahmen durchgeführt und mit Hilfe gut steuerbarer
Pharmaka induziert und aufrechterhalten [25]. Die gebräuchlichsten Substanzen sind:
Halothan, Trimethaphan und Nitroprussid-Natrium (NPN).

3.1 Halothan

Dieses Inhalationsanesthetikum führt dosisabhängig zu einer reversiblen Beeinträchtigung
der Myokardfunktion, die gekennzeichnet ist durch Abfall von Herzzeitvolumen, Aortendruck, Schlagvolumen-Index, Kontraktilität sowie Anstieg des linksventrikulären enddiastolischen Druckes [47, 82, 100, 101]. Daneben vermindert Halothan gewöhnlich die Herzfrequenz; diese Bradykardie beruht vermutlich auf einer gesteigerten vagalen Aktivität [82];
zusätzlich wird jedoch auch eine direkte Wirkung auf den SA-Knoten diskutiert. Der Blutdruckabfall wird durch eine direkte Verminderung der myokardialen Kontraktilität hervorgerufen und nicht, wie ursprünglich angenommen, durch eine periphere Vasodilatation
[47, 82, 101]. Vielmehr verändert sich der totale periphere Gefäßwiderstand unter Halothan-
Hypotension nicht wesentlich [82]. Gewöhnlich kann man mit Konzentrationen zwischen
1–3,5 Vol.-% jeden gewünschten Blutdruckwert zuverlässig einstellen. Eine Tachyphylaxie
tritt nicht auf [31]. Halothan wird entweder in hoher Konzentration als alleinige Substanz
zur kontrollierten Blutdrucksenkung angewendet oder dient in niedriger Konzentration
als Adjuvans für die durch Ganglienblocker oder Nitroprussid-Natirum induzierte Hypotension [17, 36, 110].

3.2 Trimethaphan

Diese Substanz ist ein Ganglienblocker mit extrem kurzer Wirkungsdauer, der erstmals 1953
von Magill et al. [52] zur Blutdrucksenkung während der Narkose eingesetzt wurde. Neben
der Ganglienblockade hat Trimethaphan wahrscheinlich eine relaxierende Wirkung auf die

glatte Gefäßmuskelzelle und setzt zudem Histamin frei [52]; hierdurch soll der hypotensive
Effekt verstärkt werden [2]. Die Substanz wird gewöhnlich als 0,1%ige Lösung infundiert.
Die erforderliche blutdrucksenkende Dosis liegt meist zwischen 10–200 μg/kg/min. Der
Wirkungseintritt ist extrem rasch, die Wirkungsdauer sehr kurz. Hauptnachteile der Substanz
sind langanhaltende Pupillenerweiterung mit Beeinträchtigung der neurologischen Beurteilung, Tachykardie und eine nicht selten auftretende Tachyphylaxie. Einige Autoren berichten über gute Erfahrung mit Halothan als Adjuvans zur Verhinderung der Tachykardie [2, 31, 32], andere setzen hierzu β-Blocker ein [31, 32, 52].

3.3 Nitroprussid-Natrium (NPN)

Die Nitroprusside sind zwar seit mehr als 100 Jahren bekannt, werden aber erst seit einigen
Jahren zunehmend klinisch eingesetzt. 1961 führte Gardner, wahrscheinlich zum erstenmal
überhaupt, eine kontrollierte Hypotension mit Nitroprussid-Natrium durch. Erst 1977 wurde
die Substanz durch die amerikanische FDA zum Gebrauch für die kontrollierte Blutdrucksenkung in Narkose freigegeben [110]. Inzwischen liegen zahlreiche Erfahrungsberichte im
angloamerikanischen und auch im deutschen Schrifttum vor [1, 5, 12, 18, 35] und es hat den
Anschein, daß andere Hypotensionstechniken durch NPN zunehmend in den Hintergrund
gedrängt werden [18, 110]. Vor allem im Bereich der Neurochirurgie gilt vielen Autoren
das Nitroprussid-Natrium als Mittel der Wahl zur kontrollierten Hypotension [31, 32, 110].
Ob diese optimistische Einschätzung berechtigt ist, soll anhand der vorliegenden Untersuchung überprüft werden.

Die Wirkung von NPN ist außerordentlich flüchtig: der Blutdruck fällt innerhalb von
Sekunden und steigt nahezu ebenso schnell nach Unterbrechung der Zufuhr wieder an [2,
35, 46, 74]. Diese gute Steuerbarkeit der Drucksenkung hat mit dazu beigetragen, daß die
Substanz nicht nur zur kontrollierten Hypotension sondern auch zur Afterload-Senkung
z.B. nach extrakorporaler Zirkulation und zur Behandlung der hypertonen Krise eingesetzt
wird [35, 81].

Nitroprussid-Natrium, Na_2 Fe $(CN)_5$ · NO · $2H_2O$, senkt den Blutdruck durch direkte
Wirkung auf die Gefäßmuskelzelle [46]. Der Effekt wird durch die Nitroso-Gruppe hervorgerufen und tritt unabhängig von der autonomen Innervation auf [46, 74]. Die Substanz
kann als 0,01%ige Lösung zugeführt werden. Sie muß jeweils kurz vor der Anwendung
frisch zubereitet und vor Lichteinfall geschützt werden. Die Haltbarkeit der Lösung beträgt
etwa 4 h. Unerwünschte Wirkungen sind vor allem eine Tachykardie sowie eine Tachyphylaxie [2, 35, 46, 110]. Einige Autoren empfehlen zur Beseitigung der Tachykardie die
Zufuhr von Halothan oder β-Blockern. Zahlreiche Autoren haben warnend auf die Toxizität
von NPN hingewiesen [17, 35, 46, 70, 110]. Die fünf im Molekül der Substanz enthaltenen
Cyanid-Gruppen (CN) werden langsam und nicht-enzymatisch im Organismus freigesetzt;
eine Cyanid-Gruppe verbindet sich mit Methämoglobin zum ungiftigen Cyanmethämoglobin,
die anderen werden hauptsächlich durch Leber- und Nieren-Rhodanase in Thiocyanat umge-
wandelt, wobei Thiosulfat als Schwefeldonator dient. Das entstandene Thiocyanat wird
über die Nieren ausgeschieden [35, 46, 111]. Die Menge des freigesetzten toxischen Cyanids
hängt von der zugeführten NPN-Menge ab [46, 111], während bei der Umwandlung des
Cyanids zu Thiocyanat die Verfügbarkeit von Schwefeldonatoren für das Enzym Rhodanase,
das selbst im Überschuß vorhanden ist, der limitierende Faktor ist [46, 111]. Sind nicht
genügend Schwefeldonatoren vorhanden, so reagiert Cyanid mit Cytochrom-Oxydase und
blockiert damit die Atmungskette [45]. Eine Gewebshypoxie ist die Folge [45, 70]. Bei

unkritischer Dosierung kann NPN somit zu einer gefährlichen Droge werden [111] und
entsprechende Berichte über Todesfälle durch Cyanidvergiftung während kontrollierter
Hypotension mit NPN sind inzwischen veröffentlicht worden [46, 110]. Aus diesen Gründen
weist Clement [17] darauf hin, daß NPN keine Droge für den Unerfahrenen sei und auch
Tinker [111], der selbst grundlegende Untersuchungen über NPN durchgeführt hat [46, 110],
hält die Substanz wegen ihrer Toxizität für „kein ideales Mittel zur intraoperativen Blutdrucksenkung". Er empfiehlt eine Dosis von 0,5 mg/kg/h oder von mehr als 1,5 mg/kg für eine
1- bis 3stündige Anwendung nicht zu überschreiten, um toxische Reaktionen zu vermeiden
und warnt besonders vor leichtfertigen Dosissteigerungen bei ungenügender Ansprechbarkeit auf NPN [111].

III Organdurchblutung und kontrollierte Hypotension: physiologische Grundlagen

1 Hirndurchblutung

1.1 Autoregulation der Hirndurchblutung

Die Hirndurchblutung wird im wesentlichen von zwei Größen bestimmt: dem zerebralen Perfusionsdruck (CPP) und dem zerebrovaskulären Widerstand (CVR). Für praktische Belange kann der zerebrale Perfusionsdruck definiert werden als die Differenz zwischen mittlerem Aortendruck und intrakraniellem Druck [67]. Unter physiologischen Bedingungen weist der Hirnkreislauf eine Autoregulation auf, d.h. die Hirndurchblutung bleibt über einen weiten Bereich von zerebralen Perfusionsdruckänderungen konstant. In diesem Bereich führt eine Zunahme des zerebralen Perfusionsdruckes zu einer Konstriktion der Hirngefäße und eine Abnahme zur Vasodilatation [57, 63]. Durch diesen Mechanismus paßt sich die Hirndurchblutung den metabolischen Bedürfnissen der Gewebe an.

Die kritische untere Grenze des zerebralen Perfusionsdrucks, bei der Störungen des Hirnstoffwechsels aufgrund unzureichender Durchblutung auftreten können, soll etwa zwischen 25 und 35 mmHg [61, 94] liegen. In Narkose ist die Autoregulation unter Umständen eingeschränkt [30, 102], ebenso möglicherweise unmittelbar nach kontrollierter Hypotension [32, 113]. Nach Fitch [30] variiert bei induzierter Blutdrucksenkung die untere Grenze der Autoregulation je nach der angewandten Methode: pharmakologische Blutdrucksenkung soll die Autoregulation eher erhalten als ein hämorrhagisch induzierter Blutdruckabfall. Für die Praxis der kontrollierten Hypotension muß beachtet werden, daß beim Hypertoniker die untere Grenze der Autoregulation in den Bereich höherer Drucke verschoben ist [57, 63].

1.2 Hirndurchblutung und p_aCO_2

Im Bereich der Autoregulation besteht eine enge Beziehung zwischen Hirndurchblutung und p_aCO_2: Verminderung des pCO_2 führt zu zerebraler Gefäßkonstriktion und Abnahme der Hirndurchblutung, Anstieg des pCO_2 hingegen zu Vasodilatation mit nachfolgender Zunahme der Hirndurchblutung. Praktisch wichtig ist, daß die Ansprechbarkeit der zerebralen Gefäße auf pCO_2-Veränderungen bei arterieller Hypotension abnimmt [57, 63]; bei einem Blutdruck von 50 mmHg ist die Hirndurchblutung vom pCO_2 unabhängig [62].

1.3 Hirndurchblutung und p_aO_2

Veränderungen des p_aO_2 beeinflussen die Hirndurchblutung ebenfalls, allerdings ist mit einer Zunahme der Hirndurchblutung erst zu rechnen, wenn der p_aO_2 unter 50 mmHg, bzw. der hirnvenöse pO_2 in den Schwellenbereich zwischen 25 und 28 mmHg absinkt [63].

1.4 Hirndurchblutung und intrakranieller Druck

Die Beziehung zwischen Hirndurchblutung und intrakraniellem Druck ist vor allem für die
Praxis der kontrollierten Hypotension in der Neurochirurgie wichtig. Eine Zunahme der
Hirndurchblutung kann durch Vermehrung des intrakraniellen Blutvolumens den intrakraniellen Druck steigern, wenn die physiologischen Kompensationsmechanismen beeinträchtigt oder bereits erschöpft sind. Ein erhöhter intrakranieller Druck wiederum, z.B.
bei Patienten mit raumfordernden intrakraniellen Erkrankungen, vermindert den zerebralen Perfusionsdruck. Bei induzierter Blutdrucksenkung kann dann u.U. der Perfusionsdruck so stark abnehmen, daß mit einer zerebralen Mangeldurchblutung gerechnet werden
muß.

1.5 Hirndurchblutung und zerebraler Sauerstoffverbrauch

Ebenso wichtig ist für den Kliniker die Beziehung zwischen Hirndurchblutung und zerebralem Sauerstoffverbrauch. Zahlreiche Autoren haben gezeigt, daß unter physiologischen
Bedingungen Veränderungen der Hirndurchblutung in einem Bereich von $25-100$ ml/min ·
100 g ohne Einfluß auf die zerebrale Sauerstoffaufnahme sind, unabhängig davon, ob eine
Hypo- oder Hyperkapnie vorliegt. Siesjö [94] folgert hieraus, daß unter Normalbedingungen
der Sauerstoffverbrauch nicht von der Sauerstoffzufuhr abhängig ist und daher weder eine
mäßige Verminderung der Hirndurchblutung noch des arteriellen O_2-Gehaltes die Sauerstoff-
Versorgung der Hirnzellen beeinträchtigt.

1.6 Ischämie

Unter Ischämie wird in diesem Zusammenhang eine Verminderung der Hirndurchblutung auf
Werte verstanden, bei denen die Sauerstoffversorgung der Gewebe unzureichend ist [57, 94].
Die kritische Schwelle für die Durchblutung des Gehirns, unterhalb derer zerebrale
Funktionsstörungen auftreten können, liegt nach Lassen [58] bei etwa 20 ml/min · 100 g.
Dieser Wert gilt für gesunde Individuen in flacher Lachgas-Halothan/O_2-Narkose. Eine zweite
Schwelle liegt diesem Autor zufolge bei 15 ml/min · 100 g. Hier kommt es zum Stillstand
jeder neuronalen Aktivität. Eine dritte Schwelle liegt bei $8-10$ ml/min · 100 g: nun treten
schwere metabolische Entgleisungen auf, die u.U. zum Gewebs-Tod führen. Die Ischämie-
Toleranz soll durch das jeweilige Narkoseverfahren beeinflußt werden [78, 94], hierbei
wird aufgrund von tierexperimentellen Befunden insbesondere den Barbituraten eine hirnprotektive Wirkung zugeschrieben [58, 78, 95].

2 Koronardurchblutung

Struktur und Funktion des Herzmuskels sind von einer ausreichenden Energieversorgung abhängig. Sie erfolgt unter physiologischen Bedingungen durch eine autoregulative Anpassung
der Koronardurchblutung an die metabolischen Bedürfnisse des Myokards. Normalerweise
wird der myokardiale Energiebedarf ausschließlich durch aeroben Metabolismus, vor allem
von Glucose, Lactat, Pyruvat und freien Fettsäuren gedeckt. Hierbei sind die energieliefern-
den Substrate zwar austauschbar, benötigen jedoch in jedem Fall Sauerstoff für ihren Abbau.
Die Sauerstoffextraktion aus dem Koronarblut ist bereits unter Ruhebedingungen sehr hoch

und kann bei erhöhtem myokardialem Sauerstoffbedarf wahrscheinlich nicht weiter gesteigert werden. Die Anpassung an einen erhöhten Bedarf erfolgt vielmehr durch eine Steigerung der Koronardurchblutung. Es besteht somit eine enge Koppelung zwischen myokardialem Sauerstoffverbrauch und koronarem Blutfluß. Hierbei wird die Koronardurchblutung durch ein komplexes Zusammenspiel zahlreicher Faktoren reguliert, das gegenwärtig noch nicht endgültig aufgeklärt ist.

2.1 Determinanten des myokardialen O_2-Verbrauchs

Der Umsatz der energiereichen Phosphate, die als sofortige Energiequelle für die Kontraktion dienen, kann nicht direkt gemessen werden. Da jedoch der Stoffwechsel des Myokards in jedem Fall aerob erfolgt, kann der experimentell verhältnismäßig leicht bestimmbare myokardiale Sauerstoffverbrauch als Maß für den gesamten Energieumsatz des Herzens herangezogen werden [97]. Der myokardiale Sauerstoffverbrauch und damit auch die Koronardurchblutung sind in erster Linie von hämodynamischen Determinanten abhängig, während metabolische, humorale und nervale Faktoren eine untergeordnete Rollen spielen [9, 97].

Die Hauptdeterminanten des myokardialen Sauerstoffverbrauchs sind nach Braunwald [9] und Sonnenblick et al. [97]:
a) die intramyokardiale Wandspannung (bestimmt durch Ventrikeldruck, Ventrikelvolumen und Muskelmasse)
b) die Herzfrequenz (im wesentlichen abhängig vom Gleichgewicht der autonomen Stimulation)
c) die Kontraktilität
Andere Determinanten, die nur einen geringen Teil des myokardialen Sauerstoffverbrauchs ausmachen, sind:
d) der basale Stoffwechsel
e) die Aktivierungsenergie
f) die äußere Herzarbeit (Last × Verkürzung)
Das Sauerstoffangebot für das Myokard hängt vom arteriellen Sauerstoffgehalt und der Koronardurchblutung ab.

2.2 Koronare Hämodynamik

Die Koronardurchblutung ist unter physiologischen Bedingungen hauptsächlich vom koronaren Perfusionsdruck, hier definiert als mittlerer diastolischer Aortendruck, und vom koronaren Widerstand abhängig und erfolgt ganz überwiegend während der Diastole. Der koronare Perfusionsdruck spielt wahrscheinlich keine wesentliche Rolle bei der regulativen Anpassung der Koronardurchblutung an myokardiale Bedarfsänderungen, zumal seine Größe beim gesunden Herzen bereits überwiegend durch den Druck im Ventrikel, die Strömungsgeschwindigkeit in der Aorta und die Dehnbarkeit der Aortenwand vorgegeben ist. Zudem hat sich gezeigt, daß hypotone und hypertone Druckschwankungen gewöhnlich keinen Einfluß auf die Koronardurchblutung haben, weil Tonusänderungen in den Widerstandsgefäßen, in ähnlicher Weise wie bereits für das Gehirn beschrieben, den Druckschwankungen entgegenwirken. Bei Unterschreiten eines kritischen Perfusionsdruckes kann jedoch eine Mangeldurchblutung des Myokards mit nachfolgenden Funktionsstörungen auftreten. Während der kontrollierten Hypotension darf der koronare Perfusionsdruck nicht als alleiniger Indikator für eine ausreichende Koronardurchblutung angesehen werden. Vielmehr müssen

auch direkte und indirekte Einflüsse der drucksenkenden Pharmaka auf das koronare Ge-
fäßsystem und die Hauptdeterminanten des myokardialen Sauerstoffverbrauchs besonders
beachtet werden.

IV Methodik

Die Untersuchungen wurden an insgesamt 62 gesunden Bastardhunden beiderlei Geschlechts mit einem Körpergewicht von 26–38 kg durchgeführt.[1] Hiervon konnten 53 Experimente ausgewertet werden. Die Tiere wurden in 7 Gruppen aufgeteilt; jedes Pharmakon und jedes Organ wurde jeweils in einer gesonderten Gruppe untersucht. Die Gruppenzuteilung der Tiere und die Reihenfolge der Experimente erfolgte nach dem Zufallsprinzip.

1 Prämedikation, Narkose und Beatmung

30–35 min nach einer intramuskulären Prämedikation mit 30 mg Piritramid (Dipidolor, Fa. Janssen GmbH, Düsseldorf), 5 mg Droperidol (Fa. Janssen GmbH, Düsseldorf) und 0,5 mg Atropin (Atropinsulfat, Fa. Drobera, Berlin) wurde die Narkose durch intravenöse Zufuhr von 10 mg Thiopental/kg KG (Trapanal, Fa. Byk Gulden Lomberg GmbH, Konstanz) eingeleitet. Anschließend wurden die Tiere endotracheal intubiert und intial mit 0,3 mg/kg Diallylnortoxiferin (Alloferin, Fa. Hoffmann La Roche AG, Grenzach) i.v. relaxiert. Die Nachrelaxierung erfolgte bei Bedarf mit 0,1 mg/kg Alloferin. Die Narkose wurde bei allen Tieren mit einer Fentanyl-Infusion (4 mg Fentanyl, Fa. Janssen Düsseldorf, in 500 ml Vollelektrolyt-Lösung) in einer mittleren Dosierung von 30 μg/kg/h fortgeführt und durch kontrollierte Beatmung mit einem Lachgas/Sauerstoffgemisch im Verhältnis 75% : 25% + 0,4 Vol.-% Halothan (Fluothane, Fa. ICI-Pharma, Heidelberg) ergänzt.

Dieses Narkoseverfahren wurde angewendet, weil einerseits die gewählten Anaesthetika in der zugeführten Konzentration eine ausreichende Anaesthesie für die relativ invasiven Präparationen und den Immobilisationsstreß hervorrufen und andererseits die zu untersuchenden zerebralen und myokardialen Parameter in geringerem Maße beeinflussen als andere Anaesthetika [68, 100, 101, 122]. Die kontrollierte Beatmung erfolgte durch einen volumenkonstanten Respirator (ER 300, Fa. Engström, Stockholm, Schweden) mit einer Atemfrequenz von 12/min. Hierbei wurde das Atemminutenvolumen so eingestellt, daß der mit einem Infrarot-CO_2-Analysator (URAS-MT, Fa. Hartmann und Braun, Frankfurt) fortlaufend gemessene endexspiratorische CO_2-Gehalt zwischen 5,0 und 5,5 Vol.-% lag und die Tiere damit normoventiliert waren. Zusätzliche Kontrollen erfolgten anhand von Blutgasanalysen.

2 Präparationen und Katheterisierungen

Folgende Gefäße wurden präpariert: linke und rechte A. und V. brachialis, linke und rechte A. und V. femoralis sowie rechte V. jugularis externa. Der Sinus sagittalis superior wurde

---

1 Mit Unterstützung des Sonderforschungsbereiches 89 – Kardiologie Göttingen

über ein 0,5 x 2 cm großes Bohrloch freigelegt. Die extrazerebralen Zuflüsse zum Sinus wurden vollständig mit Knochenwachs verschlossen. Anschließend erfolgte unter Röntgenkontrolle (Siremobil 2, Fa. Siemens, Erlangen) die Plazierung der Gefäßkatheter und Meßsonden in folgenden Positionen:

a) Von der V. jugularis dextra ein Goodale-Lubin-7F-Katheter in den Sinus coronarius zur Messung der Koronardurchblutung und Entnahme koronarvenöser Blutproben.

b) Von einem Seitenast der A. femoralis sinistra ein Katheter-Tipmanometer (Micro-Typ PC 350, Fa. Millar, Houston, USA) in den linken Ventrikel zur Messung der linksventrikulären Drucke.

c) Vom Hauptast der A. femoralis sinistra ein endständig offener und mit Seitenöffnungen versehener USCI-7F-Katheter in die Aorta ascendens zur Messung der Aortendrucke.

d) Von der rechten A. brachialis ein Goodale-Lubin-7F-Katheter in die A. subclavia zur Entnahme arterieller Blutproben einschließlich der Proben für die gaschromatographische Analyse von Argon.

e) Von der rechten V. brachialis ein 5F-Swan-Ganz-Einschwemm-Katheter in die A. pulmonalis zur Messung der Pulmonalarteriendrucke und des zentralen Venendruckes.

f) Von einem Seitenast der A. femoralis dextra eine 0,5 mm dicke Thermosonde in die Aorta ascendens zur Messung der zentralen Bluttemperatur und des Herzzeitvolumens nach der Kälte-Verdünnungs-Methode.

g) Von der V. brachialis sinistra ein Cournand-Herzkatheter Ch. 8 in die V. cava sup. zur Injektion von eiskalter Ringer-Lösung für die HZV-Bestimmung.

h) Ein Goodale-Lubin-5F-Katheter mit Totraumkompensation in den caudalen Anteil des Sinus sagittalis sup. zur Messung der Hirndurchblutung und Entnahme von hirnvenösen Blutproben.

i) Von der V. brachialis dextra ein Polyäthylenkatheter in die V. cava sup. für die Zufuhr von Trimethaphan und Nitroprussid-Natrium zur kontrollierten Hypotension.

j) Von der V. femoralis dextra und sinistra Polyäthylenkatheter für die Zufuhr von Infusions-Lösungen und Fentanyl.

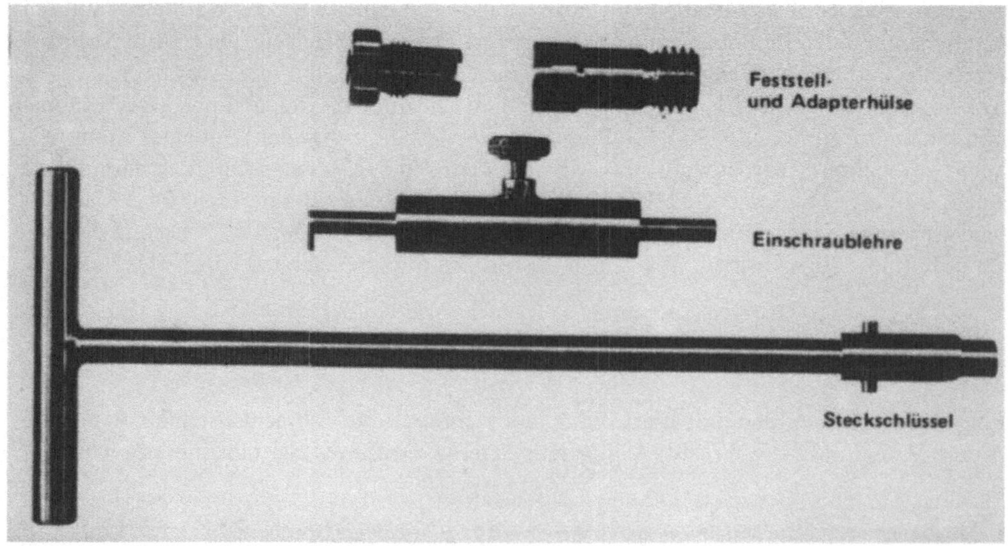

Abb. 1. Besteck zur Applikation des Transducers in den Epiduralraum

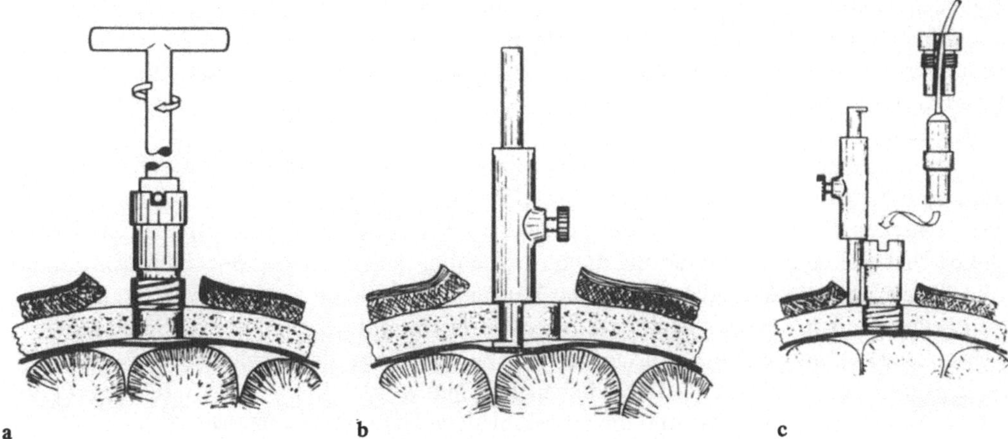

Abb. 2a–c. Praktisches Vorgehen bei der epiduralen Druckmessung. a Nach Durchbohren der Schädeldecke wird die Einschraublehre auf Knochendicke eingestellt und die ermittelte Position mit der Rändelschraube fixiert. b Einschrauben der Adapterhülse in den Knochen mit Steckschlüssel. c Bestimmung der Einschraubtiefe der Adapterhülse mit der umgedrehten Einschraublehre, anschließend Einführen des Transducers. Für den Nullabgleich wird der Transducer jeweils in die Adapterhülse zurückgezogen

Zusätzlich wurde links fronto-temporal ein Bohrloch angelegt (ϕ 10 mm, Martellbohrer), in das eine Adapterhülse für einen epiduralen Druckaufnehmer zur Messung des intrakraniellen Druckes eingeschraubt wurde (System zur intrakraniellen Druckmessung nach Gobiet und Schumacher, Fa. Hellige, Freiburg). Die Einschraubtiefe wurde so gewählt, daß die Membran des in die Hülse eingeführten Druckaufnehmers koplanar auf der Dura lag; Bezugspunkt war die Innenkante des Knochens. Zur Kontrolle der Einschraubtiefe diente eine vorher auf die Knochendicke eingestellte Einschraublehre. Die Fixierung des Transducers erfolgte in der Adapterhülse durch eine Feststellhülse mit Federverschluß. Dieses System ermöglicht eine Nullabgleichung in vivo in folgender Weise: die Feststellhülse wird zusammen mit dem Transducer durch leichten Zug am Griffstück der Feststellhülse so weit zurückgezogen, bis sie in der Stellung „Nullabgleich" innerhalb der Adapterhülse einrastet; die Transducermembran ist dann atmosphärischem Druck ausgesetzt und kann abgeglichen werden. Schiebt man nun die Feststellhülse in die Stellung „Messen" zurück, so kann mit dem System gemessen werden. Die Einzelheiten des Vorgehens sind in den Abbildungen dargestellt (Abb. 1 und 2).

3 Säure-Basen-Haushalt, Serum-Elektrolyte, Flüssigkeitsbilanz

Während der Versuche wurden in regelmäßigen Abständen Analysen der Blutgase und der Parameter des Säure-Basen-Haushaltes mit einem Blutgasanalysator (pH-blood-analyzer IL 413, Fa. Instrumentation Lab. Inc., Lexington, Mass. USA) durchgeführt. Die Kontrolle der Serum-Elektrolyte Natrium und Kalium erfolgte mit einem Flammenphotometer (IL 543, Fa. Instrumentation Lab. Inc., Lexington, Mass. USA). Abweichungen von der Norm wurden jeweils vor Beginn der Untersuchungen durch intravenöse Zufuhr von Natriumbicarbonat oder Elektrolytkonzentraten (als Zusatz zu den Infusionslösungen) ausgeglichen. Die Bestimmung von Hämoglobinkonzentration und Sauerstoffsättigung im arteriellen, hirnvenösen und koronarvenösen Blut wurde mit Hilfe eines CO-Oximeters (CO-Oximeter IL 182, Fa. Instrumentation Lab. Inc., Lexington, Mass. USA) durchgeführt, dessen Meßgenauigkeit vorher mit einem AO-Oximeter (American Optical, Fa. Schwarzer) überprüft wurde.

Die Bluttemperatur der Tiere konnte auch bei längerer Versuchsdauer durch Verwendung eines temperaturgeregelten Wasserbettes im OP-Tisch (Fa. Bundschuh, Griesheim) jeweils zwischen 37 und 38 °C gehalten werden. Die Temperatur wurde kontinuierlich über ein elektrisches Rektalthermometer und die im Aortenbogen liegende Thermosonde kontrolliert. Alle Tiere erhielten während des gesamten Versuchs ca. 1000 ml einer bilanzierten Elektrolyt-Lösung und einer 5%igen Glucose-Lösung mit Natriumbicarbonat- und Kaliumchlorid-Zusatz zur Deckung des Erhaltungsbedarfs und zur Korrektur des durch Nahrungs- und Flüssigkeitskarenz bedingten Defizits. Bei allen Tieren wurde die Harnblase mit einem Polyäthylenkatheter katheterisiert und die ausgeschiedene Harnmenge gemessen.

4 Meßmethoden, -apparaturen und Registrierungen

4.1 Koronardurchblutung

Die Koronardurchblutung (MBF) wurde mit der von Bretschneider u. Mitarb. [11, 84] entwickelten Argonmethode bestimmt, bei der es sich um eine Modifikation des von Kety und Schmidt eingeführten indirekten Verfahrens zur Durchblutungsmessung von Organen mit Hilfe von Fremdgasen handelt. Hierbei wird die Koronardurchblutung auf der Grundlage des Fickschen Prinzips aus den arterio-koronarvenösen Argon-Aufsättigungskurven berechnet. Diese Methode hat sich inzwischen tierexperimentell und auch in der klinischen Forschung bewährt [84, 99, 100, 107]. Zur Bestimmung von Aufsättigungskurven wurde die „integrierende" Dauerentnahme-Technik gewählt: den Tieren wurde über den Engström-Respirator des Indikatorgas, ein Gemisch von 21 Vol.-% Sauerstoff und 79 Vol.-% Argon (Argon reinst, Fa. Messer, Griesheim bzw. Fa. Linde) zugeführt; die arteriellen und koronarvenösen Blutentnahmen zur Bestimmung der Koronardurchblutung erfolgten über eine Motor-Pumpeneinheit (modif. Unita I, Fa. Braun, Melsungen) simultan als Doppelprobe in gasdichten, zusätzlich mit Hochvakuumfett (Fa. Dow Corning) abgedichteten 5 ml-Ganzglasspritzen (Fa. Braun, Melsungen). Der Argon-Gehalt der Blutproben wurde mit einem Gaschromatographen (Varian-Aerograph 173120—00, Fa. Varian) und mit einem Tritium-Helium-Ionisationsdetektor analysiert; die Meßsignale wurden als peaks mit einem Kompensationsschreiber (A-25, Fa. Varian) registriert. Vor und während der Argon-Aufsättigung wurde die Lachgas-Zufuhr aus methodischen Gründen unterbrochen. Unmittelbar vor und nach der Aufsättigung mit Argon wurden arterielle und koronarvenöse Blutproben zur Bestimmung von Hämoglobin-Konzentration, Hämatokrit, O_2-Sättigung, pO_2 und pCO_2 sowie der Säure-Basen-Parameter entnommen. Weiterhin wurde in kurzen Zeitabständen jeweils vor und nach der Argon-Aufsättigung das Herzzeit-Volumen bestimmt.

4.2 Hirndurchblutung

Die Hirndurchblutung (CBF) wurde ebenfalls in der für die Messung der Koronardurchblutung beschriebenen Weise mit Hilfe der Argon-Methode bestimmt. Die Gültigkeit der von

Kety und Schmidt angegebenen Methode und ihrer Modifikationen einschließlich der Argon-Methode für die Hirndurchblutungsmessung beim Hund und beim Menschen in der hier durchgeführten Weise ist in zahlreichen Untersuchungen — auch im Vergleich mit direkten Methoden — gesichert worden [40, 57, 79, 94]. Eine ausführliche Beschreibung und Diskussion der Grundlagen findet sich bei Siesjö [94].

Hirnvenöses Blut wurde über einen Goodale-Lubin-5F-Katheter aus dem Sinus sagittalis superior entnommen. In den Sinus sagittalis des Hundes münden auch extrazerebrale Zuflüsse aus Diploevenen und tiefen occipitalen Venen [94, 122]. Um diese extrazerebralen Beimengungen weitgehend auszuschalten, wurden die Diploevenen mit Knochenwachs verschlossen, die Katheterspitze bis ca. 1,5 cm weit vom Trocular entfernt nach occipital vorgeschoben und zusätzlich das Blut über eine Motorpumpen-Einheit mit der langsamen Flußgeschwindigkeit von 0,7 ml/min entnommen. Diese Entnahmetechnik entspricht weitgehend der auf Seite 14 beschriebenen Methode.

Unmittelbar vor und nach der Aufsättigung mit Argon wurden arterielle und hirnvenöse Blutproben zur Bestimmung von Hämoglobin-Konzentration, Hämatokrit, O_2-Sättigung, pO_2, pCO_2, Säure-Basen-Parametern und der Substrate Glucose, Lactat und Pyruvat entnommen. Weiterhin wurde jeweils kurz vor und nach den Argon-Aufsättigungen das Herzzeit-Volumen bestimmt.

4.3 Herzzeit-Volumen

Das Herzzeit-Volumen wurde mit der Kälteverdünnungsmethode nach Slama und Piiper mit einem HZV-Computer (HZV-Gerät Typ HZV/BN 6560, Fa. Fischer KG, Göttingen) bestimmt. Es erfolgten jeweils mindestens 3 Kälteinjektionen (6 ml Ringer-Lösung von 0—1 °C) hintereinander. Aus den Ergebnissen wurden Mittelwerte errechnet und für die weiteren Auswertungen verwendet. Die Fehlerbreite der Methode liegt bei etwa ± 10%, wenn bestimmte Fehlerquellen ausgeschaltet werden [34].

4.4 Druckmessung im Herz-Kreislauf-System

Zur Messung der Drucke in Aorta, rechtem Vorhof, A. pulmonalis und Sinus sagittalis superior wurden die mit NaCl-Lösung gefüllten Katheter an Druckaufnehmer vom Typ Statham P 23 Db (Fa. Statham Lab., Puerto Rico, USA) angeschlossen. Die Signale wurden über Trägerfrequenzbrücken (Fa. Hellige, Freiburg) verstärkt. Die Drucke im linken Ventrikel und dp/dt_{max} wurden mit einem Katheter-Tipmanometer (Micro-Tip PC 350, Fa. Millar Instruments, Houston) aufgenommen und über spezielle DC-Druckmeßbrücken (Fa. Hellige, Freiburg) verstärkt. Die mittleren Drucke in Aorta, Pulmonalarterie und rechten Vorhof wurden elektronisch integriert und zusammen mit den Druckkurven von linkem Ventrikel Aorta, Pulmonalarterie, rechtem Vorhof, dem EKG (Extremitätenabteilung II über Nadelelektroden) und der endexspiratorischen CO_2-Konzentration auf einem 10-Kanal-Schreiber (Heliscript, Hellige-Programm, Fa. Hellige, Freiburg) aufgezeichnet. Der mittlere systolische und mittlere diastolische Aortendruck wurden graphisch aus den Druckkurven entnommen. Die Registrierungen erfolgten jeweils mit einer Papiervorschubgeschwindigkeit von 10, 25, 50, 100 und 250 mm/sec. Die Herzfrequenz wurde aus dem aufgezeichneten EKG ermittelt. Alle Daten wurden über den Zeitraum zweier Atemzüge gemessen und hiernach gemittelt. In den Abbildungen 3—6 ist jeweils eine Originalregistrierung der genannten Herz-Kreislauf-Parameter unter den verschiedenen Hypotensionsformen dargestellt.

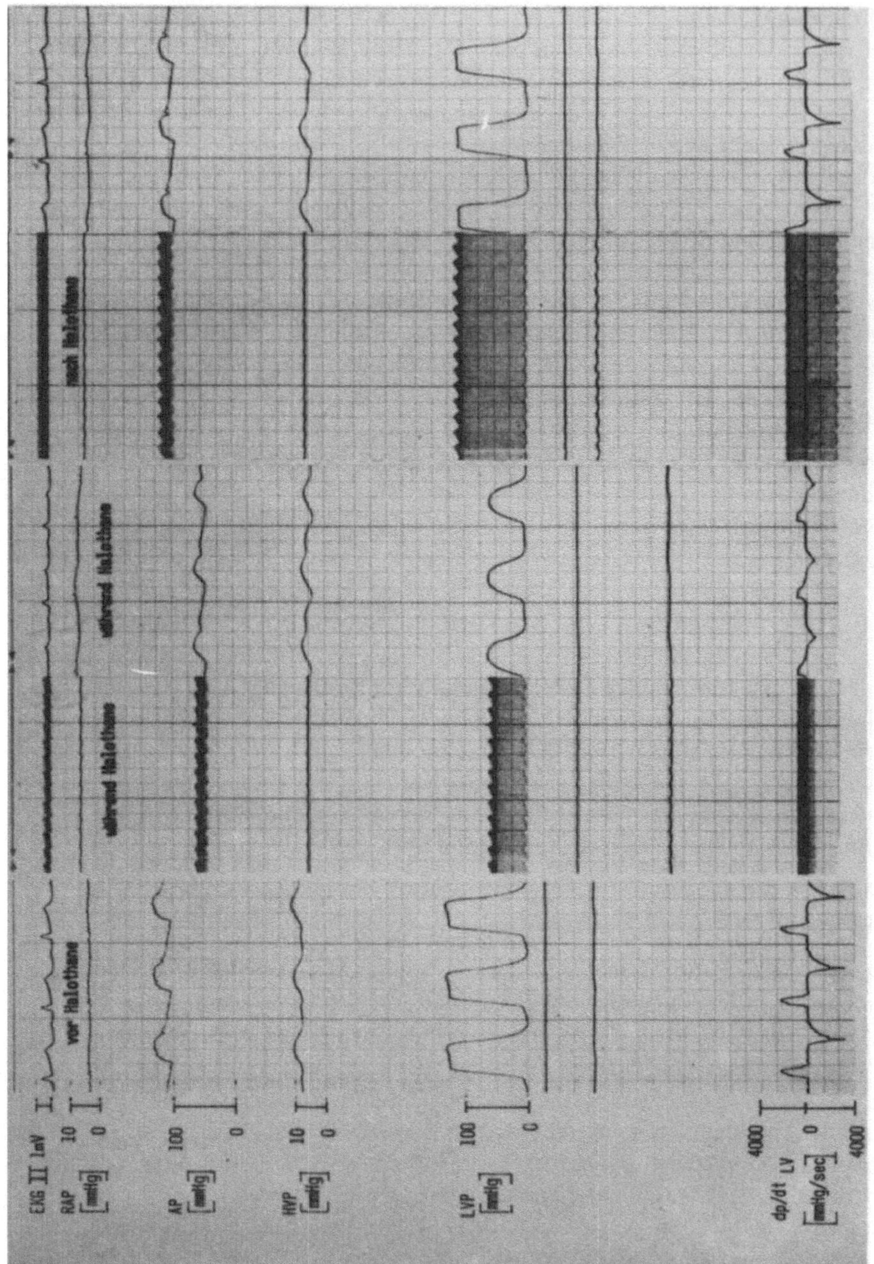

Abb. 3. Originalregistrierung der Kreislaufwirkungen einer Halothan-Hypotension (3 Vol.-%) und der Wirkungen 30 Minuten nach Beendigung der Hypotension. EKG = Extremitätenableitung II; RAP = Druck im rechten Vorhof mit elektronisch gemitteltem Druck; AP = Aortendruck mit elektronisch gemitteltem Druck; LVP = linksventrikulärer Druck; dp/dt = Druckanstiegsgeschwindigkeit (dp/dt$_{max}$) des linken Ventrikels. Halothan führt zu einem erheblichen Abfall der linksventrikulären Druckanstiegsgeschwindigkeit (dp/dt$_{max}$). Auch 30 Minuten nach Beendigung der Halothan-Hypotension ist dp/dt$_{max}$ noch deutlich erniedrigt. Die Herzfrequenz blieb unter Halothan unverändert. Die Beeinträchtigung der Myokardkontraktilität ist für den Blutdruckabfall durch Halothan verantwortlich

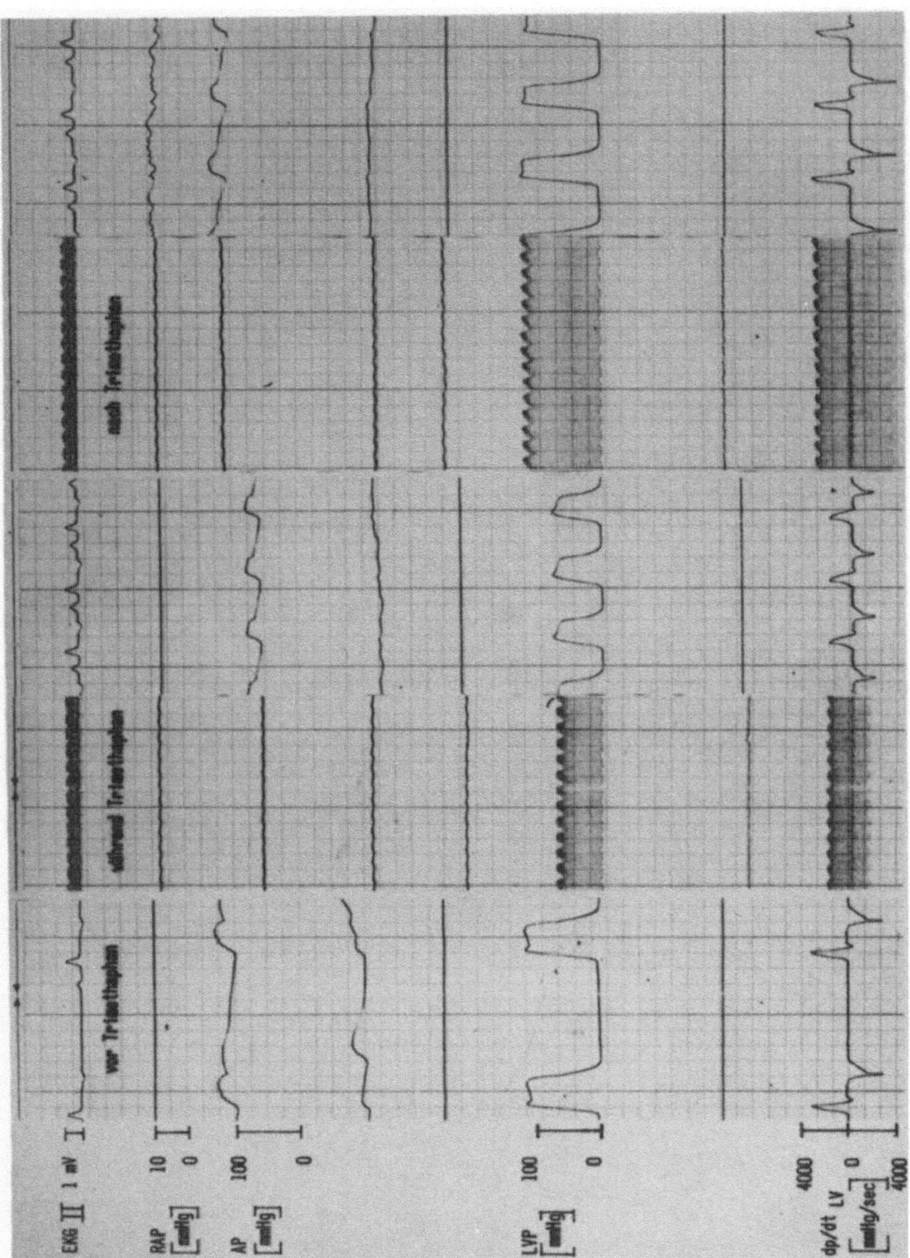

Abb. 4. Originalregistrierung der Kreislaufwirkungen einer Trimethaphan-Hypotension (25 μg/kg · min) sowie der Wirkungen 30 Minuten nach Beendigung der Hypotension (Abkürzungen der Registriergrößen und Eichungen s. Abb. 3). Trimethaphan bewirkt einen kurzfristigen Abfall der Druckanstiegsgeschwindigkeit (dp/dt$_{max}$); wenige Minuten nach Einleitung der Hypotension normalisiert sich jedoch dp/dt$_{max}$ und bleibt während des gesamten Versuchablaufs unverändert. Der Blutdruckabfall durch Trimethaphan beruht auf einer Ganglienblockade und einer direkten Wirkung auf die Widerstandsgefäße

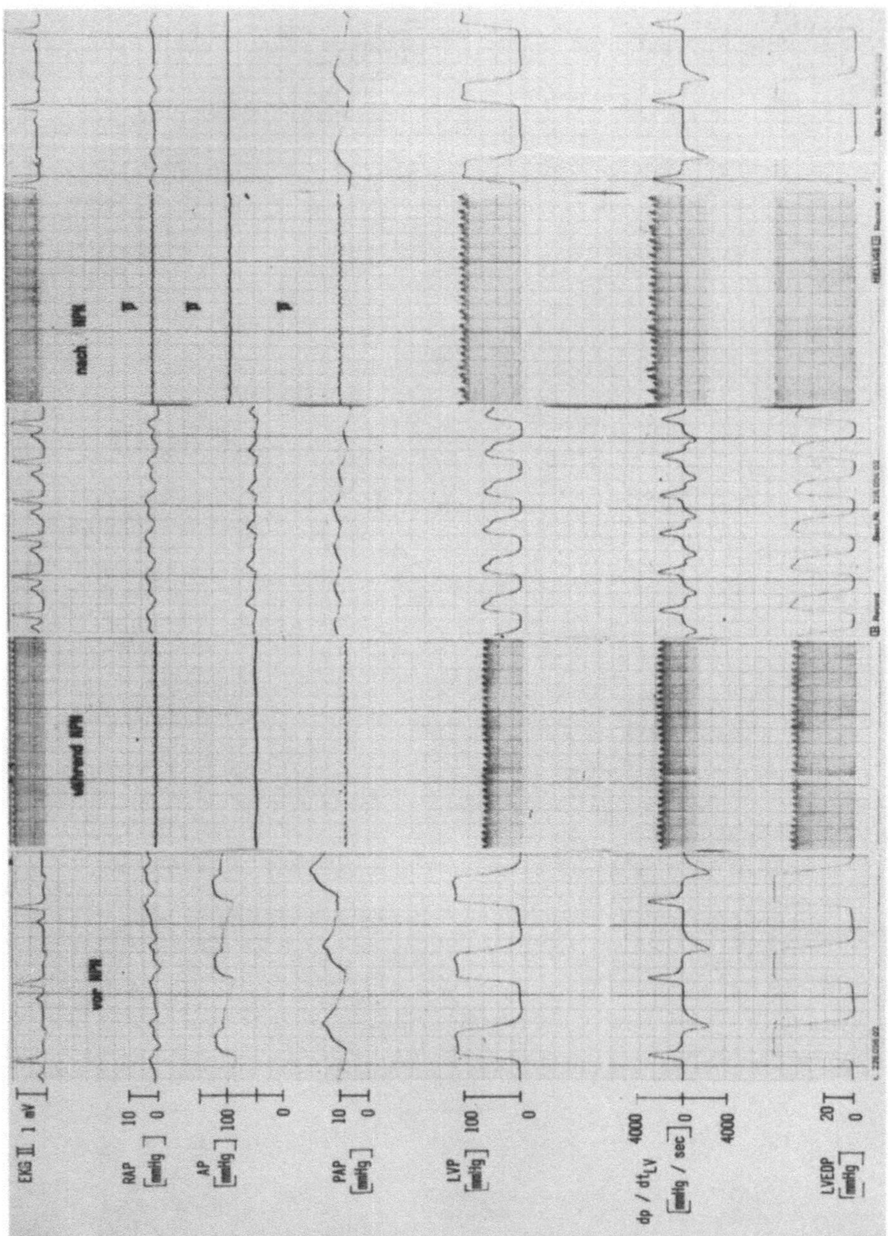

Abb. 5. Originalregistrierung der Kreislaufwirkungen einer Nitroprussid-Natrium-Hypotension (100 μg/kg · min) sowie der Wirkung 30 min nach Beendigung der Hypotension. PAP = Pulmonalarteriendruck mit elektronisch gemitteltem Druck; LVEDP = linksventrikulärer enddiastolischer Druck (Übrige Abkürzungen und Eichungen wie in Abb. 3). Unter NPN tritt eine erhebliche Tachykardie auf. Zentraler Venendruck, Pulmonalarteriendruck, dp/dt_{max} und LVEDP nehmen leicht ab. Der Abfall von zentralem Venendruck, Pulmonalarteriendruck und LVEDP beruht auf einem venösen Pooling, die Abnahme von dp/dt_{max} auf einer Verminderung der Vor- und Nachbelastung des Herzens. Der Blutdruckabfall durch NPN wird durch eine direkte Wirkung auf die Gefäße hervorgerufen

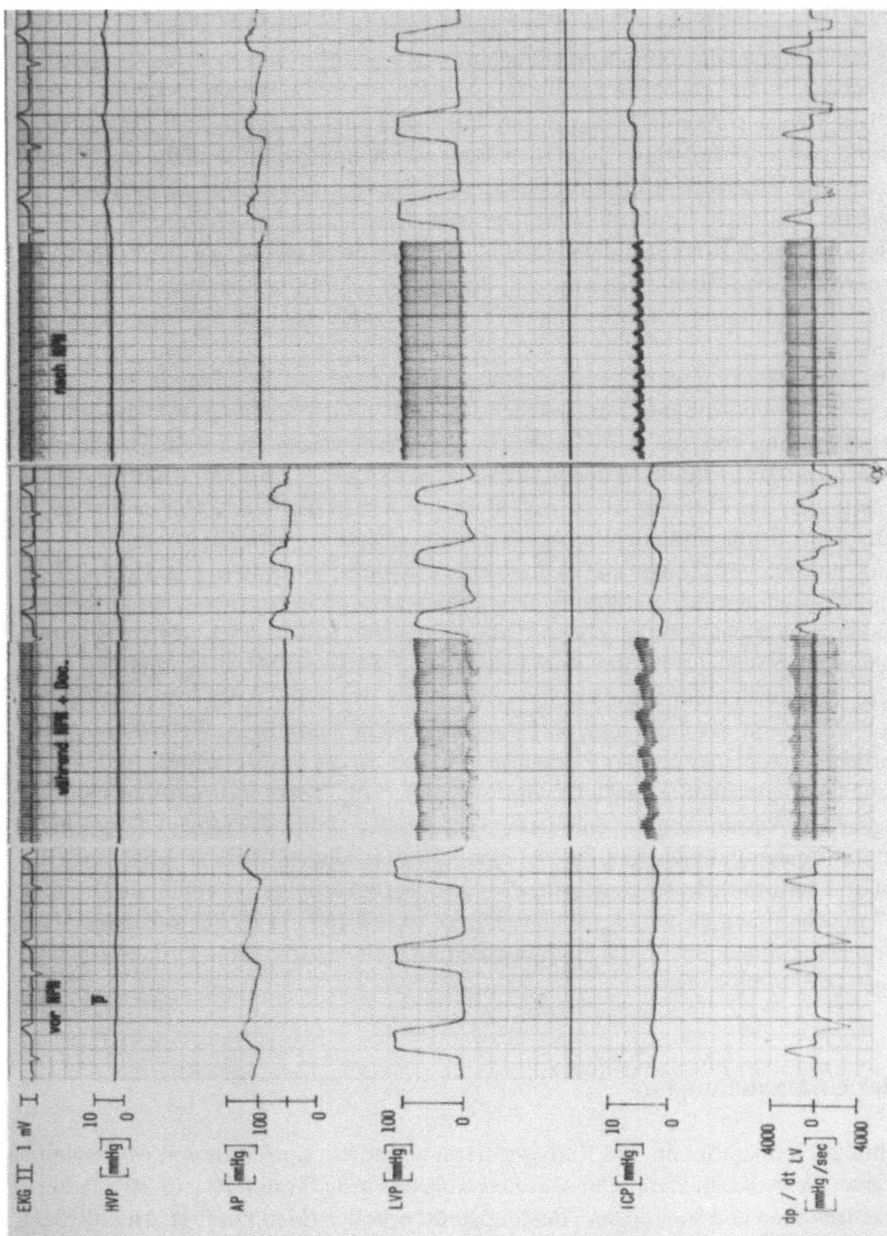

Abb. 6. Originalregistrierung der Wirkungen einer Nitroprussid-Natrium-Hypotension (100 μg/kg · min) in Kombination mit β-Blockade (0,2 mg/kg Propranolol) auf den Kreislauf und den intrakraniellen Druck sowie der Wirkungen 30 Minuten nach Beendigung der NPN-Zufuhr. ICP = epiduraler Druck (übrige Abkürzungen und Eichungen wie in Abb. 3). In Kombination mit der β-Blockade nimmt die Herzfrequenz weniger stark zu als bei alleiniger NPN-Hypotension; dennoch ist auch hier noch die Frequenzsteigerung erheblich. Die linksventrikuläre Druckanstiegsgeschwindigkeit nimmt durch die β-Blockade deutlicher ab als bei alleiniger NPN-Hypotension. Der intrakranielle Druck nimmt, im Gegensatz zur alleinigen NPN-Hypotension, nicht zu

4.5 Epidurale Druckmessung

Die Messung des intrakraniellen Druckes ermöglicht Aussagen über den Kompressionszustand des Gehirns und damit über die akute Gefährdung des Patienten bei raumfordernden Prozessen, seien es Tumoren, intrakranielle Blutungen, Hirnödem oder Störungen der Liquorbildung, -Resorption oder -Zirkulation. Zusätzlich kann durch eine kontinuierliche intrakranielle Druckmessung die Wirksamkeit hirndrucksenkender therapeutischer Maßnahmen beim neurochirurgischen Patienten kontrolliert werden. Aus diesen Gründen wird die Messung des intrakraniellen Druckes in zunehmendem Maße klinisch bei bestimmten neurochirurgischen Patienten in der Intensivmedizin eingesetzt [65, 88, 99, 107, 108]. Grundsätzlich stehen zwei Methoden zur Verfügung: Die Messung im Ventrikelsystem und die Messung im extraduralen Raum.

Die ventrikuläre Messung wird gewöhnlich über einen durch ein Bohrloch in den Seitenventrikel vorgeschobenen Katheter durchgeführt. Die Qualität der Messung ist meist sehr gut [65, 99, 108]. Allerdings wird die ventrikuläre Druckmessung wegen bestimmter Nachteile (Infektionsgefahr durch Eröffnen der Dura, Schwierigkeiten bei der Katheterisierung der Ventrikel, Verstopfen der Katheter) mehr und mehr von den extraduralen Meßmethoden verdrängt. Die in der vorliegenden Untersuchung angewendete epidurale Methode der Druckmessung mit dem von Gobiet und Schumacher entwickelten System (Fa. Hellige, Freiburg) ist technisch auch unter klinischen Bedingungen einfach durchzuführen (Einzelheiten s. S. 12f.) und erlaubt zudem den beliebig oft wiederholbaren Nullabgleich in vivo. Störungsmöglichkeiten ergeben sich aus der Beziehung zwischen Transducer-Membran und der Dura sowie aus dem Einfluß der Dura auf den gemessenen Druck [67]: der Druckaufnehmer muß zwar in Kontakt mit der Dura sein, darf diese aber nicht eindrücken. Weiterhin muß der Druckaufnehmer koplanar auf der Dura liegen, weil sonst die Dura gestreckt und der gemessene Druck entsprechend beeinflußt wird [67, 105, 115]. Diese Störfaktoren können bei sachgemäßer Anwendung des epiduralen Druckmeßsystems weitgehend ausgeschaltet werden. Unter normalen Bedingungen besteht eine sehr gute Übereinstimmung zwischen dem epidural und dem ventrikulär gemessenen Druck; hierbei scheint der epidurale Druck lediglich 1–2 mmHg höher als der ventrikuläre Druck zu sein [67, 115]. Bei hohen intrakraniellen Drucken können jedoch die epiduralen Drucke die ventrikulären Drucke erheblich übersteigen [67, 115].

5 Ablauf der Untersuchungen

Nach Abschluß der Präparationen und Katheterisierungen sowie Korrektur von Abweichungen der Blutgase, Säure-Basen-Parameter und Elektrolyte wurde für mindestens 30 min ein Steady-state eingehalten und sodann der Ausgangsstatus erhoben (Meßpunkt I). Anschließend wurde der arterielle Mitteldruck bei den einzelnen Tieren mit Halothan, Trimethaphan oder Nitroprussid-Natrium auf einen Wert von 50 mmHg gesenkt. Die zweite Messung (Meßpunkt II) erfolgte nach stabiler Einstellung der Hypotension (ca. 10 min) aus methodischen Gründen ohne Bestimmung der Organdurchblutung. Die Hypotension wurde dann 30 min auf dem erreichten Niveau gehalten; hiernach erfolgte die dritte Messung (Meßpunkt III) einschließlich Bestimmung der Organdurchblutungen. Anschließend wurde die Pharmaka-Zufuhr unterbrochen; 30 min nach Beendigung der Hypotension wurde bei Meßpunkt IV eine abschließende Messung durchgeführt. Der Ablauf der Untersuchungen war in allen Gruppen gleich.

Folgende Hypotensionsverfahren wurden untersucht: Halothan, Trimethaphan-Camsylat, Nitroprussid-Natrium (NPN) und Nitroprussid-Natrium + β-Blockade mit Propranolol.

5.1 Halothan

Die Zufuhr von Halothan (Fluothane „ICI", Fa. ICI-Pharma, Heidelberg) erfolgte zusammen mit dem N_2O/O_2-Gemisch über einen Verdampfer des Typs Fluotec Mark III (Cyprane Ltd., Keighley, England). Zur kontrollierten Blutdrucksenkung wurde die anfängliche Halothan-Konzentration von 0,4 Vol.-% schrittweise auf 2,5–3 Vol.-% erhöht, bis sich der angestrebte Mitteldruck eingestellt hatte. Während der Hypotension waren keine wesentlichen Änderungen der Konzentrationseinstellung erforderlich. Nach Abschluß der Messungen bei Punkt III wurde die anfängliche Halothan-Konzentration von 0,4% wieder eingestellt. Insgesamt wurden 11 Versuche ausgewertet, hiervon bei 6 Tieren die zerebrale Hämodynamik und der zerebrale Metabolismus sowie bei 5 Tieren die allgemeine und koronare Hämodynamik und der myokardiale Sauerstoffverbrauch.

5.2 Trimethaphan-Camsylat

Die Zufuhr von Trimethaphan-Camsylat (Arfonad, Fa. Hoffmann La Roche, Grenzach-Wyhlen) erfolgte als 0,05%ige Infusionslösung (Lösungsmittel: Glucose 5%, Fa. Braun, Melsungen) über eine Infusionspumpe (Fa. IVAC Corporation, San Diego, USA). Ausgewertet wurden insgesamt 15 Versuche, davon bei 7 Tieren die zerebrale Hämodynamik und der zerebrale Sauerstoffverbrauch sowie bei 8 Tieren die allgemeine und koronare Hämodynamik und der myokardiale Sauerstoffverbrauch.

5.3 Nitroprussid-Natrium (NPN)

Die Zubereitung der NPN-Stammlösung (Nipruss, Fa. Pharma Schwarz GmbH, Monheim) erfolgte nach den Anweisungen des Herstellers; anschließend wurden 3 ml 2%ige Stammlösung in 250 ml Glucose (G 5%, Fa. Braun, Melsungen) gelöst; dies entspricht einer Konzentration von 240 μg NPN/ml. Die frisch angesetzte Infusion wurde sofort mit Aluminium-Folie umwickelt und so vor Lichteinwirkung geschützt. Anschließend erfolgte die Zufuhr über eine Infusionspumpe. Insgesamt wurden 19 Versuche ausgewertet, davon bei 10 Tieren die allgemeine und koronare Hämodynamik und Myokarddurchblutung sowie bei 9 Tieren die zerebrale Hämodynamik und der zerebrale Sauerstoffverbrauch.

5.4 Nitroprussid-Natrium + β-Blockade mit Propranolol

Zubereitung der Stammlösung, Ansatz der Infusionslösung, Lichtschutz und Zufuhr von NPN erfolgten in gleicher Weise wie unter 3. beschrieben. 10 min vor Beginn der Hypotension wurden 0,2 mg/kg Propranolol (Dociton, ICI-Pharma, Heidelberg) intravenös injiziert und kurz danach die Ausgangswerte erhoben. Das weitere Vorgehen entsprach demjenigen der anderen Gruppen. Untersucht wurden an insgesamt 8 Tieren die zerebrale Hämodynamik und der zerebrale Sauerstoffverbrauch. Am Ende der Versuche wurden alle Tiere durch Injektion von KCl-Lösung getötet, der Thorax geöffnet, die Katheterlage überprüft und das Herz entnommen. Der linke Ventrikel einschließlich Septum wurde bis zur AV-Klappenebene präpariert und gewogen.

6 Auswertung

6.1 Berechnung und Definitionen

Der O_2-Gehalt im arteriellen, koronarvenösen und hirnvenösen Blut wurde aus dem Produkt von Hämoglobingehalt, Hüfnerscher Zahl (1,39 ml O_2/g Hb Hundeblut) und Sauerstoffsättigung bei Berücksichtigung des physikalisch gelösten Sauerstoffanteils (0,003 Vol.-%/mmHg O_2 Partialdruck bei 37 °C) errechnet.

Der Sauerstoffverbrauch des linken Ventrikels wurde nach dem Fickschen Prinzip aus arterio-koronarvenöser O_2-Gehaltsdifferenz und Koronardurchblutung bestimmt; der Sauerstoffverbrauch des Gehirns nach dem gleichen Prinzip aus arterio-hirnvenöser O_2-Gehaltsdifferenz und Hirndurchblutung.

Peripherer (W_{per}), koronarer (W_{cor}) und zerebraler Gefäßwiderstand (CVR) wurden nach der folgenden Formel berechnet:

$$W_{per} = \frac{\bar{P}_{syst.}\,\text{Aortendruck} - 10\ \text{mmHg}}{\text{HZV/kg}} \qquad \frac{\text{mmHg}}{\text{ml/min} \cdot \text{kg}},$$

$$W_{cor} = \frac{\bar{P}_{diast.}\,\text{Aorta} - 10\ \text{mmHg}}{\text{MBF}} \qquad \frac{\text{mmHg}}{\text{ml/min} \cdot 100\ \text{g}},$$

$$CVR = \frac{\bar{P}_{Aorta} - \bar{P}_{epidural}}{\text{CBF}} \qquad \frac{\text{mmHg}}{\text{ml/min} \cdot 100\ \text{g}}.$$

Der Herzzeitvolumen-Index (HZV-I) ergab sich aus HZV/kg (ml/min $\cdot$ kg) und der Schlagvolumen-Index (SV-I) aus HZV/100 g/dividiert durch die Herzfrequenz.

Das endsystolische Volumen wurde nach folgender Formel bestimmt:

$$\frac{\text{ESV}}{100\ \text{g}} = \frac{P_{syst.max}}{dp/dt_{max}} \cdot 11 \qquad [49].$$

Das enddiastolische Volumen/100 g (EDV/100 g) wurde errechnet nach der Formel:
EDV/100 g = ESV/100 g + SV/100 g (ml/100 g linker Ventrikel).

6.2 Statistische Verfahren[2]

Von allen Meß- und Rechengrößen wurde der Mittelwert ($\bar{x}$) und der mittlere Fehler des Mittelwertes ($s_{\bar{x}}$) berechnet. Die statistisch ausgewerteten Daten konnten als normal verteilt angesehen werden. Da die Meßwerte zu den einzelnen Zeitpunkten voneinander abhängig

---

2 Herrn Prof. Dr. Brunner und Herrn Koch, Lehrstuhl für Medizinische Statistik der Universität Göttingen, danke ich für die großzügige statistische Beratung und die Durchführung der Berechnungen.

sind, wurde zum Vergleich ein verbundener t-Test angewendet. Als Signifikanz-Niveau wurde generell p = 0,05 gewählt.

In der vorliegenden Arbeit wurde den Untersuchungen der Hirn- und Myokarddurchblutung besondere Bedeutung beigemessen; daher erfolgte die Auswertung dieser Parameter nach einem Verfahren von Holm [43], bei dem die Abhängigkeit der Meßwerte untereinander bei den jeweiligen Meßpunkten berücksichtigt ist.

V Ergebnisse

1 Halothan – Hypotension

1.1 Allgemeine Hämodynamik, Koronardurchblutung und myokardialer Sauerstoffverbrauch

Zur Senkung des mittleren Aortendruckes auf 50 mmHg waren bei den einzelnen Versuchstieren inspiratorische Halothan-Konzentrationen zwischen 2,5 und 3 Vol.-% erforderlich. Die Mittelwerte der wichtigen Parameter sind in Tabelle 1 zusammengestellt, Einzelwerte in den Abb. 7 und 8.

Die Herzfrequenz nahm während der 30minütigen Hypotension geringfügig zu. Dieser Anstieg ließ sich statistisch jedoch nicht sichern. 30 min nach Beendigung der Hypotension bestand bei Meßpunkt IV kein signifikanter Unterschied zu den Ausgangswerten.

Der Herzzeitvolumen-Index fiel während der Hypotension signifikant ab (zwischen Meßpunkt I und II) und erreichte 30 min nach Hypotensionsende wieder die Ausgangswerte (kein signifikanter Unterschied der Werte zwischen Meßpunkt I und IV). Der periphere Widerstand verringerte sich von $0,64 \pm 0,06$ auf $0,52 \pm 0,04$ mmHg/ml/min $\cdot$ kg bei Meßpunkt III und erreichte bei Punkt IV wieder die Ausgangswerte.

Die maximale Druckanstiegsgeschwindigkeit des linken Ventrikels (dp/dt_{max}) nahm während der Hypotension bei Punkt III um mehr als 2/3 des Ausgangswertes ab (signifikant) und blieb auch bei Meßpunkt IV noch stark erniedrigt (signifikant). Die Koronardurchblutung verminderte sich während der Hypotension (Meßpunkt III) um 24% des Ausgangswertes, dabei verringerte sich der Koronarwiderstand von $1,40 \pm 0,22$ auf $0,73 \pm 0,09$ mmHg/ml/min $\cdot$ 100 g. Die Veränderung der Koronardurchblutung ließ sich mit dem Verfahren nach Holm statistisch nicht sichern. Bei Meßpunkt IV bestand kein signifikanter Unterschied zu den Ausgangswerten. Der Koronarwiderstand war ebenfalls wieder auf die Ausgangswerte angestiegen. Der koronare Perfusionsdruck nahm parallel zur induzierten Blutdrucksenkung stark ab. Der myokardiale Sauerstoffverbrauch verminderte sich um 38% (signifikant), während sich gleichzeitig die arterio-koronarvenöse O_2-Gehaltsdifferenz um 17% verringerte. Bei Meßpunkt IV waren die Ausgangswerte wieder erreicht.

1.2 Substratkonzentration und myokardiale Substrataufnahme

Die arterio-koronarvenöse Gehaltsdifferenz von Glucose, Lactat und Pyruvat und auch die myokardiale Aufnahme dieser Substrate änderten sich während des gesamten Versuchsablaufs nicht wesentlich. In Tabelle 2 sind die Mittelwerte der Parameter dargestellt.

Tabelle 1. Hämodynamische und myokardiale Parameter vor, während und nach Halothan-Hypotension (Mittelwerte und mittlerer Fehler des Mittelwertes). n = Anzahl der Versuchstiere; Erläuterungen zu den Meßpunkten s. S. 20; V_{cor} = Koronardurchblutung; MVO_2 = myokardialer Sauerstoffverbrauch; av-DO_2 = arterio-koronarvenöse Sauerstoffgehaltsdifferenz; $\bar{p}_{diast}$ = mittlerer diastolischer Aortendruck; W_{cor} = koronarer Gefäßwiderstand; HZV-I = Herzzeitvolumen-Index; SV-I = Schlagvolumen-Index; $\bar{p}_{Aorta}$ = mittlerer Aortendruck; dp/dt_{max} = max. Druckanstiegsgeschwindigkeit im linken Ventrikel; EDV = enddiastolisches Volumen; ESV = endsystolisches Volumen; EF = Ejektionsfraktion; W_{per} = peripherer Gefäßwiderstand; $\bar{p}_{pulm}$ = mittlerer Pulmonalarteriendruck

Halothan (n = 5) 2,5−3%		vor		während Hypotension				nach	
		I		II		III		IV	
		$\bar{x}$	$s_{\bar{x}}$	$\bar{x}$	$s_{\bar{x}}$	$\bar{x}$	$s_{\bar{x}}$	$\bar{x}$	$s_{\bar{x}}$
V_{cor}	[ml/min · 100 g]	67	13	−		51	8	70	17
$M\dot{V}O_2$	[ml/min · 100 g]	6,9	0,8	−		4,3	0,3	6,6	0,9
av-DO_2	[Vol %]	10,7	0,8	9,2	0,9	8,9	0,8	10,3	1
$\bar{p}_{diast}$	[mmHg]	97	7	48	2	45	2	89	4
Herzfrequenz	[1/min]	88	11	105	11	100	9	81	21
W_{cor}	[mmHg/(ml/min · 100 g)]	1,43	0,22	−		0,73	0,09	1,40	0,27
HZV-I	[ml/min · kg]	146	11	81	5	80	8	127	12
SV-I	[ml/100 g li. Ventr.]	39	4	16	3	18	1	30	3
$\bar{p}_{Aorta}$	[mmHg]	102	7	53	2	51	2	92	4
dp/dt_{max}	[mmHg/sec]	2625	208	838	110	750	88	1825	234
EDV	[ml/100 g li.Ventr.]	63	5	45	3	45	2	59	4
ESV	[ml/100 g li.Ventr.]	24	2	27	2	27	1	28	2
EF	[%]	61	3	39	3	40	2	51	3
W_{per}	[mmHg/(ml/min · kg)]	0,64	0,06	0,53	0,01	0,52	0,04	0,66	0,06
$\bar{p}_{pulm}$	[mmHg]	14	1	12	1	11	1	13	1

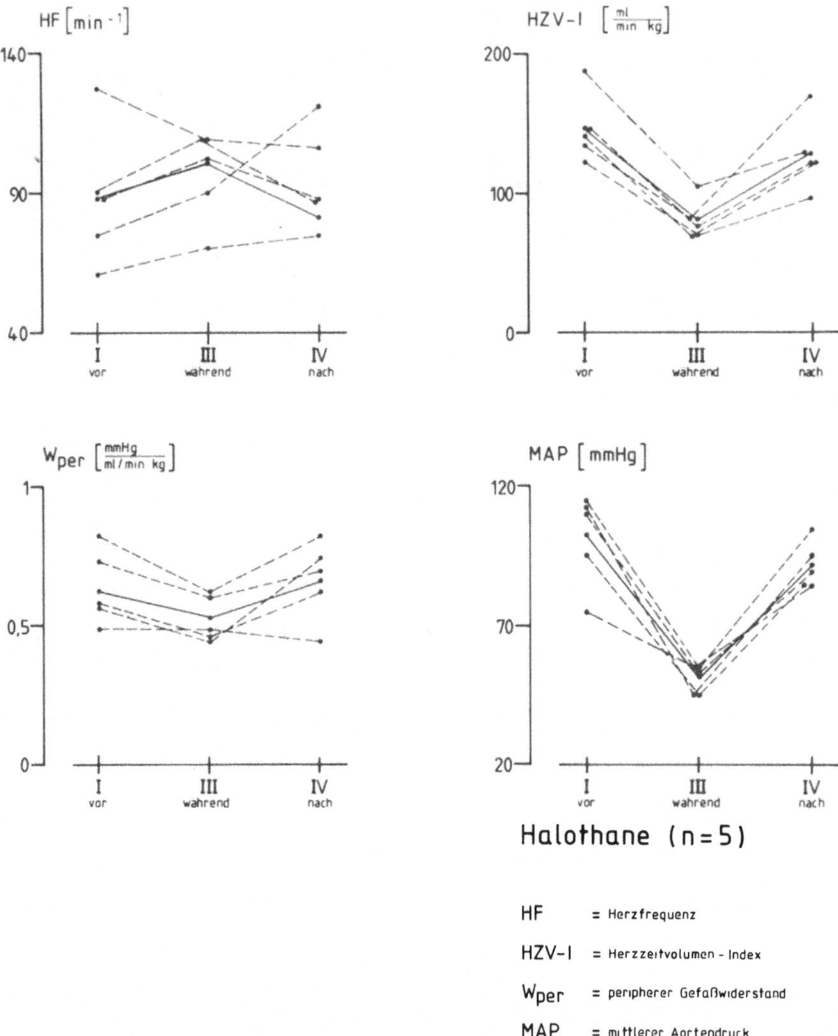

Abb. 7. Hämodynamische Parameter vor, während und nach Halothan-Hypotension (Einzelwerte gestrichelt, Mittelwerte durchgezogen). Die Herzfrequenz nahm unter Hypotension leicht, jedoch nicht signifikant zu, der Herzzeitvolumen-Index fiel stark ab; der periphere Gefäßwiderstand war geringfügig vermindert. Der arterielle Druck ließ sich bei jedem einzelnen Tier gut senken und auf dem angestrebten Niveau halten

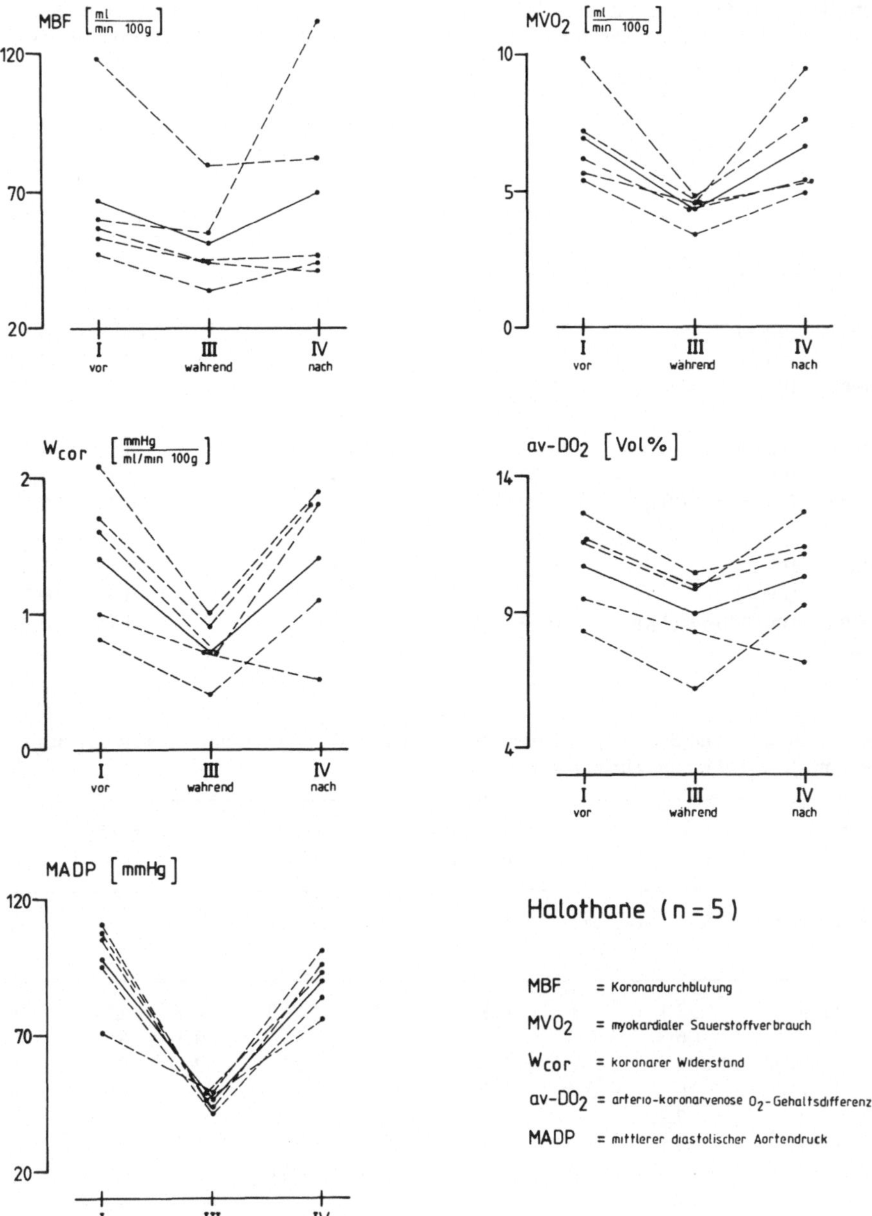

Abb. 8. Koronare und myokardiale Parameter vor, während und nach Halothan-Hypotension (Einzelwerte gestrichelt, Mittelwerte durchgezogen). Unter der Halothan-Hypotension nahmen alle dargestellten Parameter ab

Tabelle 2. Substratkonzentrationen und myokardiale Substrataufnahme vor, während und nach Halothan-Hypotension (Mittelwerte und mittlerer Fehler des Mittelwertes). av-D-Substrat = arterio-koronarvenöse Substrat-Konzentrationsdifferenz

Halothan (n = 5)		vor I		während Hypotension III		nach IV	
Herz		$\bar{x}$	$s_{\bar{x}}$	$\bar{x}$	$s_{\bar{x}}$	$\bar{x}$	$s_{\bar{x}}$
Glucose							
art. Konzentration	[mg%]	106	10	97	9	114	14
av-D-Substrat	[mg%]	7	1,4	6,6	3,1	7,1	2,4
Substrat-Aufnahme	[mg/min · 100 g]	4,4	0,7	2,9	0,7	6,1	3,5
Lactat							
art. Konzentration	[mg%]	20,7	4,6	24,6	4,4	24,5	4,8
av-D-Substrat	[mg%]	7,2	1,3	6,4	1,7	8,3	0,9
Substrat-Aufnahme	[mg/min · 100 g]	5	1,6	3,8	0,9	6,4	2,5
Pyruvat							
art. Konzentration	[mg%]	1,26	0,3	1,31	0,2	1,06	0,3
av-D-Substrat	[mg%]	0,7	0,1	0,7	0,2	0,5	0,2
Substrat-Aufnahme	[mg/min · 100 g]	0,54	0,2	0,3	0,1	0,46	0,3

Tabelle 3. Arterielle Blutgase und Säure-Basen-Parameter vor, während und nach Halothan-Hypotension (Mittelwerte und mittlerer Fehler des Mittelwertes)

Halothan (n = 5)		vor I		während Hypotension II		III		nach IV	
Blutgase und Säure-Basen-Status		$\bar{x}$	$s_{\bar{x}}$	$\bar{x}$	$s_{\bar{x}}$	$\bar{x}$	$s_{\bar{x}}$	$\bar{x}$	$s_{\bar{x}}$
Hb	[g%]	12,1	1,1	118	0,7	11,3	0,8	11,4	0,5
O_2-Sättigung	[%]	96,8	0,3	96,5	0,5	96,3	0,5	96,1	0,6
pO_2	[mmHg]	106	2	103	2	100	2	104	2
pCO_2	[mmHg]	40	3	35	3	34	3	38	3
pH		7,37	–	7,42	–	7,37	–	7,33	–
St.-Bic.	[mval/l]	23,1	1,3	22,4	1,6	20,9	1,5	20,5	1,4
Base-Excess	[mval/l]	– 2,1	1,6	– 2,9	3,1	– 4,8	1,8	– 5,3	1,7

1.3 Blutgase und Säure-Basen-Haushalt

Die Blutgase und der Säure-Basen-Haushalt änderten sich während des gesamten Versuchsablaufs nicht wesentlich; es trat lediglich eine leichte metabolische Azidose während der Hypotension auf, die auch am Meßpunkt IV noch nachweisbar war. Die Mittelwerte der Parameter sind in Tabelle 3 zusammengestellt.

1.4 Zerebrale Hämodynamik, intrakranieller Druck, zerebraler Sauerstoffverbrauch und Hirnmetabolismus

Zur Senkung des mittleren Aortendruckes auf 50 mmHg waren inspiratorische Halothan-Konzentrationen zwischen 2,5 und 3 Vol.-% erforderlich. Die Mittelwerte der wichtigsten Parameter sind in Tabelle 4 und 5 zusammengestellt, Einzelwerte in Abb. 9. Die Hirndurchblutung änderte sich während und nach Halothan-Hypotension nicht signifikant. Der zerebrale Gefäßwiderstand nahm während der Hypotension am Meßpunkt III um 47% des Ausgangswertes ab und blieb auch am Meßpunkt IV noch um 16% gegenüber dem Ausgangswert erniedrigt. Der zerebrale Perfusionsdruck fiel um 55% des Ausgangswertes während der Hypotension an Meßpunkt II und III und blieb auch 30 min nach Hypotensionsende um 12% gegenüber dem Ausgangswert erniedrigt. Der intrakranielle Druck änderte sich während und nach Hypotension nur unwesentlich. Der zerebrale Sauerstoffverbrauch nahm während der Hypotension um 19% ab, gleichzeitig verminderte sich die arterio-hirnvenöse O_2-Gehaltsdifferenz um 20% des Ausgangswertes; auch am Meßpunkt IV blieb diese Verminderung beider Größen in gleicher Weise bestehen. Die zerebrale Glucoseaufnahme und die zerebrale Lactat- und Pyruvatabgabe änderten sich im gesamten Versuchsablauf nicht wesentlich. Die beobachteten Schwankungen dieser Parameter liegen innerhalb der methodischen Fehlerbreite (s. auch S. 61f.). In Tabelle 5 sind die Mittelwerte dieser Parameter dargestellt.

Tabelle 4. Zerebrale Parameter vor, während und nach Halothan-Hypotension (Mittelwerte und mittlerer Fehler des Mittelwertes). CBF = Hirndurchblutung; $CMRO_2$ = zerebraler Sauerstoffverbrauch; av-DO_2 = arterio-hirnvenöse O_2-Gehaltsdifferenz; CPP = zerebraler Perfusionsdruck; CVR = zerebraler Gefäßwiderstand; ICP = intrakranieller (epiduraler) Druck

Halothan (n = 6) 2,5–3%		vor		während Hypotension				nach	
		I		II		III		IV	
		$\bar{x}$	$s_{\bar{x}}$	$\bar{x}$	$s_{\bar{x}}$	$\bar{x}$	$s_{\bar{x}}$	$\bar{x}$	$s_{\bar{x}}$
CBF	[ml/min · 100 g]	52	4	–	–	54	5	54	3
$CMRO_2$	[ml/min · 100 g]	3,2	0,2	–	–	2,6	0,3	2,6	0,2
av-DO_2	[Vol%]	6,1	0,1	–	–	4,9	0,6	5	0,6
CPP	[mmHg]	95	4	43	2	43	2	84	2
CVR	[mmHg/(ml/min · 100 g)]	1,9	0,2	–	–	1,0	0,1	1,6	0,1
ICP	[mmHg]	12	2	10	2	10	2	11	2
pO_2 hirn-venös	[mmHg]	38	1,8	34	1,8	35	1,4	39	1,8
$paCO_2$	[mmHg]	39	2	36	2	37	3	40	2
pH art		7,32	–	7,36	–	7,35	–	7,33	–

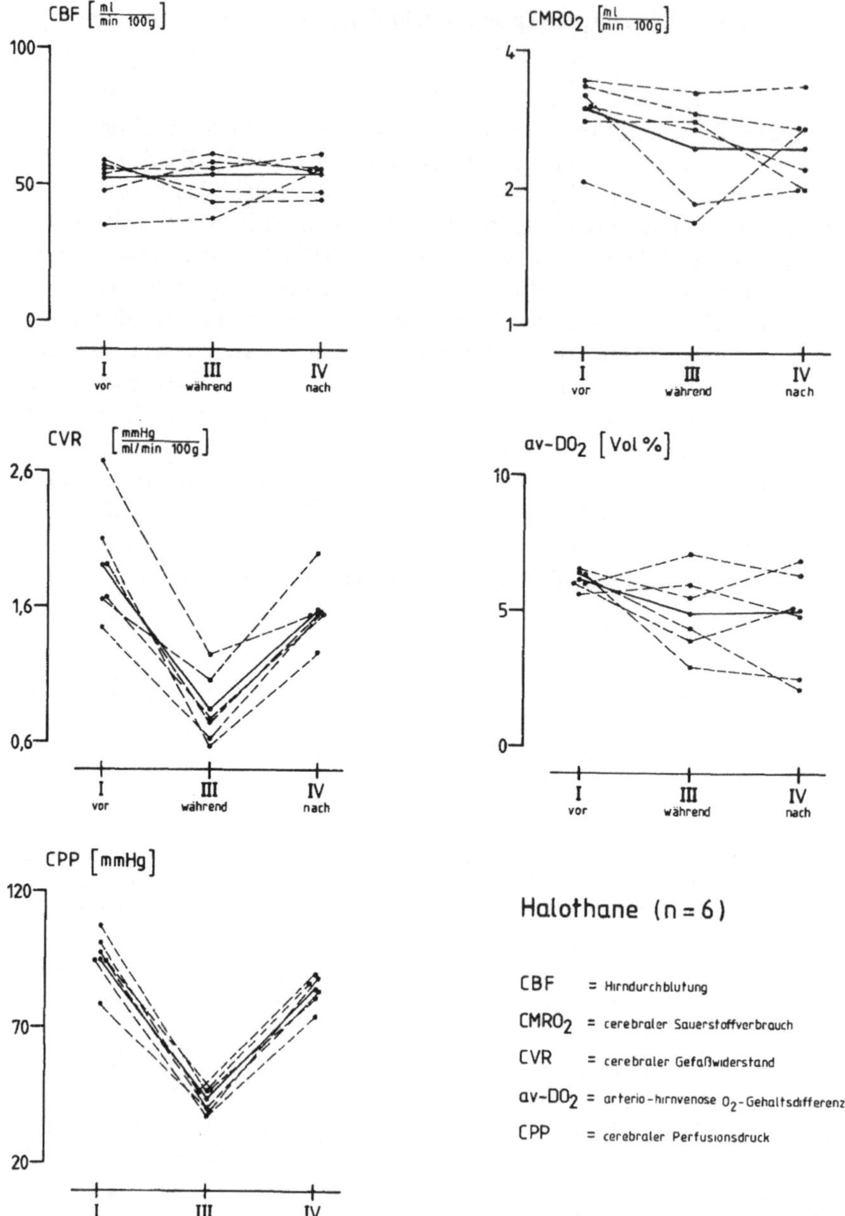

Abb. 9. Zerebrale Parameter vor, während und nach Halothan-Hypotension (Einzelwerte gestrichelt, Mittelwerte durchgezogen). Die Hirndurchblutung änderte sich während und nach Hypotension nicht wesentlich, während der zerebrale Sauerstoffverbrauch abnahm. Der zerebrale Perfusionsdruck und der zerebrale Gefäßwiderstand nahmen stark ab. Der epidurale Druck änderte sich nur geringfügig

Tabelle 5. Substratkonzentrationen und zerebrale Substrataufnahme bzw. -abgabe vor, während und nach Halothan-Hypotension (Mittelwerte und mittlerer Fehler des Mittelwertes)

Halothan (n = 6)		vor		während Hypotension		nach	
		I		III		IV	
Gehirn		$\bar{x}$	$s_{\bar{x}}$	$\bar{x}$	$s_{\bar{x}}$	$\bar{x}$	$s_{\bar{x}}$
Glucose							
art. Konzentration	[mg%]	123	20	119	11	120	17
av-D-Substrat	[mg%]	6,5	2,1	12,7	2,8	9,5	2,2
Substrat-Aufnahme	[mg/min · 100 g]	3,3	1,3	7	1,7	4,8	1,1
Lactat							
art. Konzenztration	[mg%]	13,7	1,7	15,7	1,4	14,8	0,7
av-D-Substrat	[mg%]	0,67	0,42	0,17	0,48	1	0,51
Substrat-Abgabe	[mg/min · 1oo g]	0,30	0,22	0,12	0,26	0,51	0,26
Pyruvat							
art. Konzentration	[mg%]	0,85	0,08	1,02	0,14	0,70	0,16
av-D-Substrat	[mg%]	0,04	0,06	0,08	0,06	0,04	0,02
Substrat-Abgabe	[mg/min · 100 g]	0,04	0,08	0,04	0,03	0,03	0,01

2 Trimethaphan

2.1 Allgemeine Hämodynamik, Koronardurchblutung und myokardialer Sauerstoffverbrauch

Zur Senkung des mittleren Aortendruckes auf den angestrebten Wert waren bei den einzelnen Tieren zwischen 12 und 30 μg/min × kg Trimethaphan erforderlich. Während sich der arterielle Druck anfangs relativ gut senken ließ, entwickelte sich im Verlauf der 30minütigen Hypotension eine zunehmende Tachyphylaxie, die auch mit Dosissteigerung nicht zu durchbrechen war. Bei Meßpunkt III ließ sich daher nur ein mittlerer Aortendruck von 68 mmHg einstellen. Die Mittelwerte der wichtigsten Parameter sind in Tabelle 6 zusammengestellt, Einzelwerte in den Abb. 10 und 11.

Die Herzfrequenz nahm während der Hypotension signifikant um 96% gegenüber dem Ausgangswert zu und blieb auch 30 min nach Beendigung der Hypotension gegenüber den Ausgangswerten signifikant erhöht. Der Herzzeitvolumen-Index fiel zunächst bei Meßpunkt II der Hypotension signifikant um 14% ab, bei Meßpunkt III der Hypotension bestand jedoch kein signifikanter Unterschied mehr zu den Ausgangswerten. Auch 30 min nach Hypotensionsende entsprachen die Werte denen der Ausgangsbedingungen. Der periphere Gefäßwiderstand nahm während der Hypotension bei Meßpunkt III um 37% ab und blieb auch bei Meßpunkt IV noch leicht erniedrigt gegenüber den Ausgangswerten.

Die maximale Druckanstiegsgeschwindigkeit des linken Ventrikels verringerte sich signifikant bei Meßpunkt II der Hypotension um 30%, unterschied sich hingegen bei Meßpunkt III und IV nicht signifikant von den Ausgangswerten. Koronardurchblutung, myokardialer Sauerstoffverbrauch und arterio-koronarvenöse O_2-Gehaltsdifferenz änderten sich während der gesamten Hypotension und auch danach nicht signifikant. Der Koronarwiderstand nahm während der Hypotension bei Meßpunkt III um 47% ab; am Meßpunkt IV waren die Aus-

Tabelle 6. Hämodynamische und myokardiale Parameter vor, während und nach Trimethaphan-Hypotension (Mittelwerte und mittlerer Fehler des Mittelwertes; Abkürzungen s. Tabelle 1 auf S. 25)

Trimethaphan (n = 8) 12–30 µg/kg · min		vor		während Hypotension				nach	
		I		II		III		IV	
		$\bar{x}$	$s_{\bar{x}}$	$\bar{x}$	$s_{\bar{x}}$	$\bar{x}$	$s_{\bar{x}}$	$\bar{x}$	$s_{\bar{x}}$
V_{cor}	[ml/min · 100 g]	63	7	–	–	88	23	75	15
$M\dot{V}O_2$	[ml/min · 100 g]	7,2	0,5	–	–	9,0	1,0	7,9	0,4
av-D-O_2	[Vol%]	12,1	1,1	13,5	0,6	12,2	1,2	11,7	1,4
$\bar{P}_{diast}$	[mmHg]	101	3	46	3	62	2	97	3
Herzfrequenz	[1/min]	83	7	167	9	163	8	109	5
W_{cor}	[mmHg/(ml/min · 100 g)]	1,53	0,12	–	–	0,81	0,14	1,35	0,24
HZV-I	[ml/min · kg]	126	7	108	10	116	9	121	10
SV-I	[ml/100 g li.Ventr.]	38	6	16	2	17	2	26	3
$\bar{P}_{Aorta}$	[mmHg]	110	2	53	2	68	2	102	3
dp/dt$_{max}$	[mmHg/sec]	3045	255	2144	241	3202	358	2725	384
EDV	[ml/100 g li.Ventr.]	62	6	32	2	38	2	50	2
ESV	[ml/100 g li Ventr.]	24	1	17	1	20	2	20	2
EF	[%]	59	4	48	3	45	4	51	4
W_{per}	[mmHg/(ml/min · kg)]	0,82	0,04	0,42	0,05	0,52	0,06	0,79	0,07
$\bar{P}_{pulm}$	[mmHg]	13	1	10	1	10	1	11	1

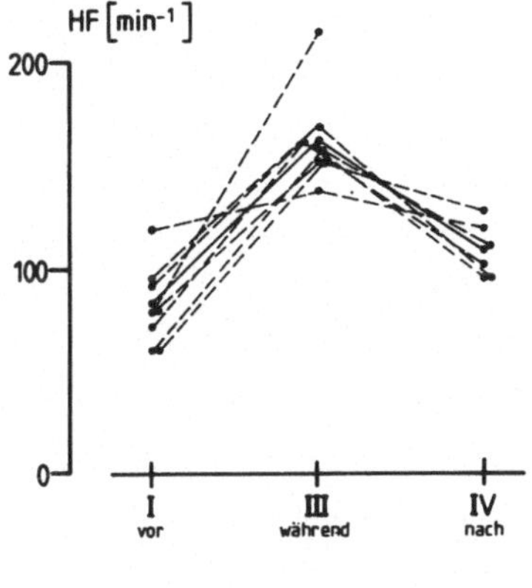

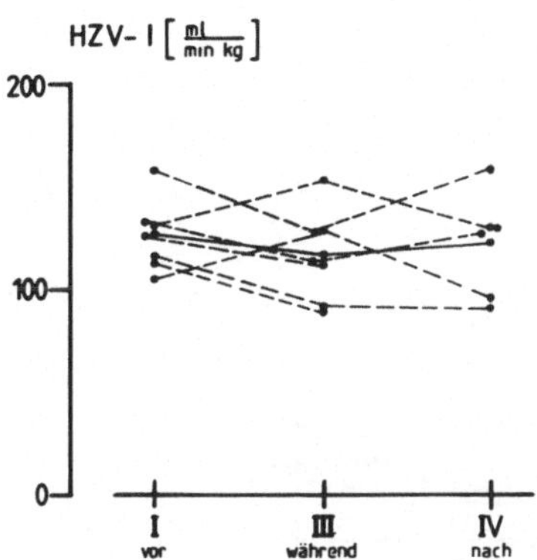

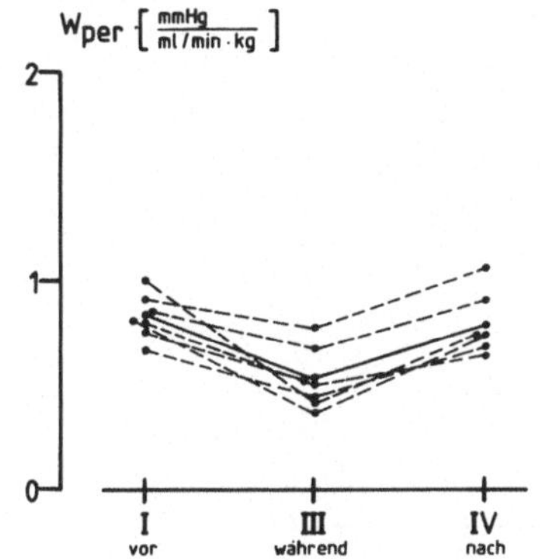

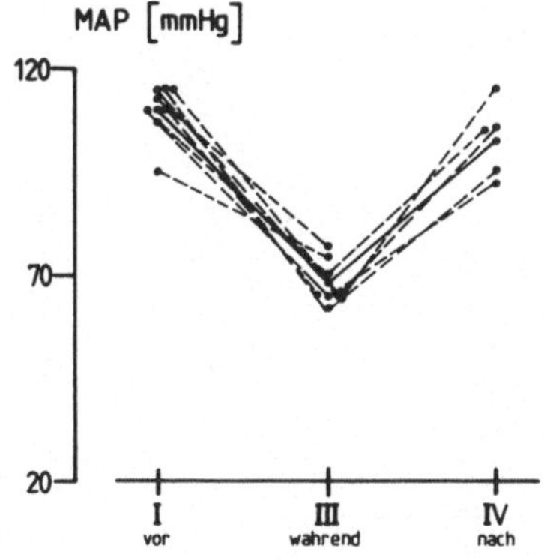

Abb. 10. Hämodynamische Parameter vor, während und nach Trimethaphan-Hypotension (Einzelwerte gestrichelt, Mittelwerte durchgezogen). Die Herzfrequenz nahm unter der Hypotension erheblich zu und blieb auch 30 min nach Beendigung der Hypotension noch deutlich erhöht. Das Herzzeitvolumen änderte sich nicht wesentlich

gangswerte wieder erreicht. Der myokardiale Sauerstoffverbrauch änderte sich während der Hypotension nicht gegenüber den Ausgangswerten. Dieser Befund ließ sich jedoch statistisch nicht sichern. Der koronare Perfusionsdruck fiel während der Hypotension am Meßpunkt III um 39% gegenüber den Ausgangswerten ab, die bei Meßpunkt IV wieder erreicht wurden.

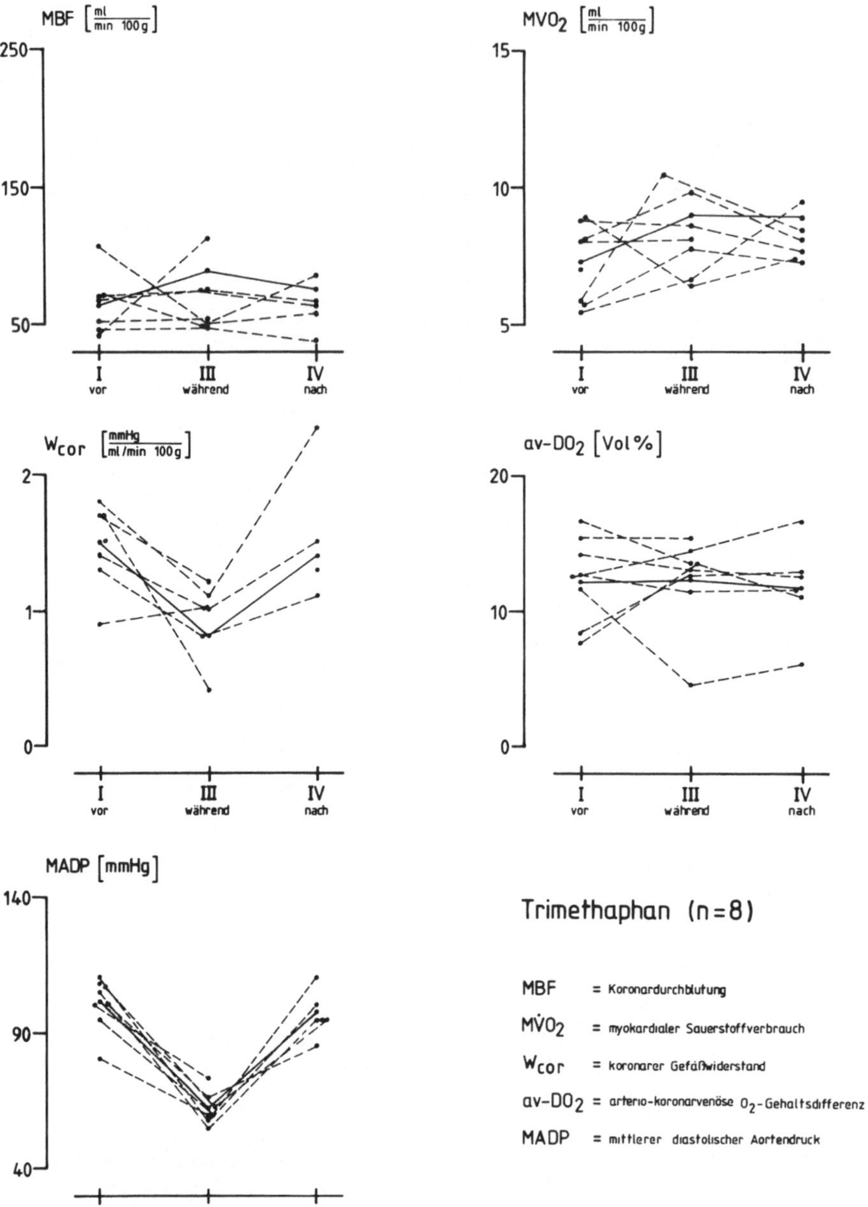

Abb. 11. Koronare und myokardiale Parameter vor, während und nach Trimethaphan-Hypotension (Einzelwerte gestrichelt, Mittelwerte durchgezogen). Koronardurchblutung und myokardialer Sauerstoffverbrauch änderten sich während des gesamten Versuchsablaufes nicht. Koronarer Perfusionsdruck und koronarer Gefäßwiderstand nahmen stark ab

2.2 Substratkonzentrationen und myokardiale Substrataufnahme

Die arterielle Lactat-Konzentration nahm unter der Hypotension leicht zu und blieb auch
nach Beendigung der Hypotension in gleicher Weise erhöht. Die arterio-koronarvenöse Gehaltsdifferenz und die myokardiale Aufnahme der Substrate Glucose, Lactat und Pyruvat
änderte sich hingegen während des gesamten Untersuchungszeitraumes nicht wesentlich. In
Tabelle 7 sind die Mittelwerte der Parameter dargestellt.

Tabelle 7. Substratkonzentrationen und myokardiale Substrataufnahme vor, während und nach Trimethaphan-Hypotension (Mittelwerte und mittlerer Fehler des Mittelwertes)

Trimethaphan (n = 8)		vor		während Hypotension		nach	
		I		III		IV	
Herz		$\overline{x}$	$s_{\overline{x}}$	$\overline{x}$	$s_{\overline{x}}$	$\overline{x}$	$s_{\overline{x}}$
Glucose							
art. Konzentration	[mg%]	124	15	121	11	113	7
av-D-Substrat	[mg%]	8,3	2,2	6,1	2,4	7,4	1,2
Substrat-Aufnahme	[mg/min · 100 g]	5,5	1,6	5	2,2	5,3	1
Lactat							
art. Konzentration	[mg%]	25,4	2,2	29,6	3	31,3	2,1
av-D-Substrat	[mg%]	7,2	1,7	8,7	1,5	7,4	1,6
Substrat-Aufnahme	[mg/min · 100 g]	4,7	1,3	6,9	1,1	4,4	0,6
Pyruvat							
art. Konzentration	[mg%]	1,45	0,12	1,75	0,20	1,93	0,2
av-D-Substrat	[mg%]	0,27	0,1	0,45	0,20	0,37	0,1
Substrat-Aufnahme	[mg/min · 100 g]	0,16	0,05	0,33	0,11	0,24	0,06

2.3 Arterielle Blutgase und Säure-Basen-Parameter

Der arterielle pO_2 fiel während der Hypotension deutlich ab und blieb auch nach der Hypotension gegenüber den Ausgangswerten noch erniedrigt, während der arterielle pCO_2 sich
nicht wesentlich veränderte. Im Verlauf der Hypotension trat, wie bei Halothan, eine leichte
metabolische Azidose auf, die auch 30 min nach Beendigung der Hypotension noch nachweisbar war. In Tabelle 8 sind die Mittelwerte der Parameter zusammengefaßt.

2.4 Zerebrale Hämodynamik, intrakranieller Druck, zerebraler Sauerstoffverbrauch und Hirnmetabolismus

Zur Einstellung der Hypotension waren zwischen 12 und 30 μg/min · kg Trimethaphan erforderlich. Hierbei ließ sich die Hypotension ähnlich schlecht wie in der Herzgruppe steuern.

Tabelle 8. Arterielle Blutgase und Säure-Basen-Parameter vor, während und nach Trimethaphan-Hypotension (Mittelwerte und mittlerer Fehler des Mittelwertes)

Trimethaphan (n = 8)		vor I		während Hypotension II		III		nach IV	
Blutgase und Säure-Basen-Status		$\bar{x}$	sx	$\bar{x}$	$s_{\bar{x}}$	$\bar{x}$	$s_{\bar{x}}$	$\bar{x}$	$s_{\bar{x}}$
Hb	[%]	14,2	0,6	14,9	0,6	14,5	0,7	15,2	1,0
O_2-Sättigung	[%]	97,5	0,3	95,2	1,0	94,3	1,3	96	1,0
pO_2	[mmHg]	109	4	85	3	89	3	91	4
pCO_2	[mmHg]	37	1	39	2	39	2	37	3
pH		7,38	–	7,35	–	7,34	–	7,36	–
St.-Bic.	[mval/l]	22,6	0,6	21,8	0,8	21,3	0,8	21,7	0,9
Base-Excess	[mval/l]	- 2,8	0,8	- 3,7	0,9	- 4,3	0,9	- 3,9	1,0

Die Mittelwerte der wichtigsten Parameter sind in Tabelle 9 und 10 zusammengefaßt, Einzelwerte in Abb. 12.

Die Hirndurchblutung änderte sich während der Hypotension nicht signifikant; 30 min nach Hypotensionsende lag sie 23% unter dem Ausgangswert. Dieser Befund ließ sich statistisch nicht sichern.

Der zerebrale Gefäßwiderstand nahm während der Hypotension um 35% des Ausgangswertes ab und stieg am Meßpunkt IV um 12% über den Ausgangswert an. Der zerebrale Perfusionsdruck fiel parallel zur induzierten Blutdrucksenkung um 50% unter den Ausgangswert und blieb auch am Meßpunkt IV noch um 14% gegenüber dem Ausgangswert erniedrigt. Der intrakranielle Druck fiel während der Hypotension signifikant um 33% des Ausgangswertes; am Meßpunkt IV bestand kein signifikanter Unterschied zu den Ausgangswerten.

Der zerebrale Sauerstoffverbrauch änderte sich während der Hypotension nicht, nahm jedoch 30 min nach Hypotensionsende um 30% gegenüber dem Ausgangswert ab. Hingegen änderte sich der av-DO_2 während und nach Hypotension nicht signifikant. Die zerebrale Glucoseaufnahme und die zerebrale Lactat- und Pyruvatabgabe änderten sich während des gesamten Versuchsablaufes nicht wesentlich. In Tabelle 10 sind die Mittelwerte dieser Parameter zusammengestellt.

Tabelle 9. Zerebrale Parameter vor, während und nach Trimethaphan-Hypotension (Mittelwerte und mittlerer Fehler des Mittelwertes; Abkürzungen wie in Tabelle 4 auf S. 29)

Trimethaphan (n = 7) 12–30 μg/kg · min		vor		während Hypotension				nach	
		I		II		III		IV	
		$\bar{x}$	$s_{\bar{x}}$	$\bar{x}$	$s_{\bar{x}}$	$\bar{x}$	$s_{\bar{x}}$	$\bar{x}$	$s_{\bar{x}}$
CBF	[ml/min · 100 g]	52	4	–	–	51	9	40	4
$CMRO_2$	[ml/min · 100 g]	2,4	0,3	–	–	2,5	0,5	1,9	0,3
av-DO_2	[Vol%]	4,6	0,5	–	–	5	0,7	4,8	0,6
CPP	[mmHg]	84	2	42	2	47	2	72	5
CVR	[mmHg/(ml/min · 100 g)]	1,7	0,1	–	–	1,1	0,1	1,9	0,3
ICP	[mmHg]	9	1	7	1	6	1	7	1
pO_2 hirnvenös	[mmHg]	41	3	43	3,5	45	3,7	45	3
p_aCO_2	[mmHg]	42	1	47	1	51	2	45	1
pH		7,35	–	7,36	–	7,34	–	7,35	–

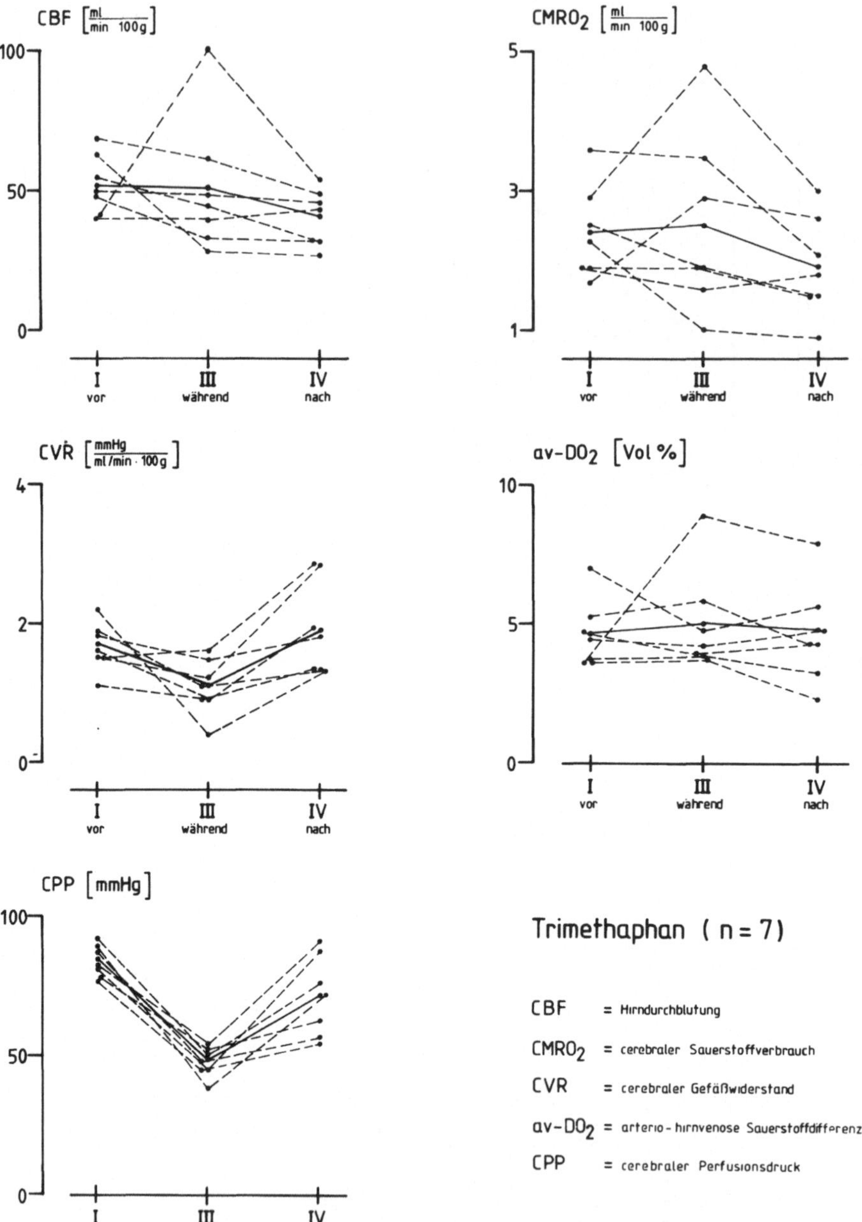

Abb. 12. Zerebrale Parameter vor, während und nach Trimethaphan-Hypotension (Einzelwerte gestrichelt, Mittelwerte durchgezogen). Die Hirndurchblutung änderte sich unter der Hypotension nicht, nahm jedoch 30 min nach Hypotensionsende ab. Der zerebrale Sauerstoffverbrauch blieb unter der Hypotension ebenfalls unverändert; 30 min nach Beendigung der Hypotension nahm er um 30% gegenüber dem Ausgangswert ab. Der zerebrale Perfusionsdruck und der zerebrale Gefäßwiderstand nahmen stark ab, während der intrakranielle Druck sich nur geringfügig änderte

Tabelle 10. Substratkonzentrationen und zerebrale Substrataufnahme bzw. -abgabe vor, während und nach Trimethaphan-Hypotension (Mittelwerte und mittlerer Fehler des Mittelwertes)

| Trimethaphan | (n = 7) | vor | | während Hypotension | | nach | |
| | | I | | III | | IV | |
Gehirn		$\bar{x}$	$s\bar{x}$	$\bar{x}$	$s\bar{x}$	$\bar{x}$	$s\bar{x}$
Glucose							
art. Konzentration	[mg%]	175	29	181	23	158	19
av-D-Substrat	[mg%]	8	3	11	4	8	2
Substrat-Aufnahme	[mg/min · 100 g]	4	1	5	1	3	1
Lactat							
art. Konzentration	[mg%]	24,6	2,5	32,7	2,4	34,3	3,8
av-D-Substrat	[mg%]	0,7	0,9	0,7	0,9	0,14	0,7
Substrat-Abgabe	[mg/min · 100 g]	0,47	0,57	0,52	0,69	0,08	0,26
Pyruvat							
art. Konzentration	[mg%]	1,65	0,17	2,08	0,21	1,20	0,25
av-D-Substrat	[mg%]	0,19	0,06	0,14	0,05	0,15	0,05
Substrat-Abgabe	[mg/min · 100 g]	0,21	0,18	0,19	0,09	0,13	0,23

3 Nitroprussid-Natrium (NPN)

3.1 Allgemeine Hämodynamik, Koronardurchblutung und myokardialer Sauerstoffverbrauch

Zur Einstellung der Hypotension waren bei den einzelnen Tieren Dosen von 20–130 μg/min $\times$ kg NPN erforderlich. Bei den meisten Tieren konnte die Hypotension nur durch ständige Dosissteigerung aufrechterhalten werden. Die Mittelwerte der wichtigsten Parameter sind in Tabelle 11 zusammengestellt, Einzelwerte in den Abb. 13 und 14.

Die Herzfrequenz nahm während der Hypotension signifikant um fast 100% zu und blieb während der gesamten Hypotension auf diesem Niveau. Am Meßpunkt IV lag sie leicht unterhalb der Ausgangswerte. Der Herzzeitvolumen-Index veränderte sich während des gesamten Versuchsablaufes nur geringfügig. Der periphere Widerstand fiel am Meßpunkt III der Hypotension um 58% des Ausgangswertes und lag bei Meßpunkt IV 8% über den Ausgangswerten. Die maximale Druckanstiegsgeschwindigkeit nahm während der Hypotension bei Meßpunkt III signifikant um 21% ab und unterschied sich bei Punkt IV nicht signifikant von den Ausgangswerten. Die Koronardurchblutung nahm während der Hypotension bei Meßpunkt III gegenüber dem Ausgangswert von 71 ± 7 auf 158 ± 26 ml/min · 100 g zu. Dieser Befund ließ sich wegen der breiten Streuung der Einzelwerte statistisch nicht sichern. Gleichzeitig verkleinerte sich die arteriokoronarvenöse O_2-Gehaltsdifferenz signifikant von 11 ± 0,8 auf 6,2 ± 0,9 Vol.-%; der aus diesen Werten errechnete myokardiale Sauerstoffverbrauch änderte sich während der Hypotension nicht wesentlich.

Tabelle 11. Hämodynamische und myokardiale Parameter vor, während und nach Nitroprussid-Natrium-Hypotension (Mittelwerte und mittlerer Fehler des Mittelwertes; Abkürzungen wie in Tabelle 1 auf S. 25)

NPN (n = 10) 20–130 μg/kg · min		vor		während Hypotension				nach	
		I		II		III		IV	
		$\bar{x}$	$s_{\bar{x}}$	$\bar{x}$	$s_{\bar{x}}$	$\bar{x}$	$s_{\bar{x}}$	$\bar{x}$	$s_{\bar{x}}$
V_{cor}	[ml/min · 100 g]	71	7	–	–	158	26	69	4
$M\dot{V}O_2$	[ml/min · 100 g]	7,4	0,5	–	–	8,2	0,6	5,8	0,4
av-DO_2	[Vol%]	11	0,8	8,4	0,6	6,2	0,9	8,5	0,6
$\bar{P}_{diast}$	[mmHg]	100	4	50	2	49	2	97	3
Herzfrequenz	[1/min]	89	5	186	14	172	12	74	5
W_{cor}	[mmHg/(ml/min · 100 g)]	1,37	0,12	–	–	0,29	0,04	1,30	0,10
HZV-I	[ml/min · kg]	125	8	117	5	138	12	114	11
SV-I	[ml/100 g li.Ventr.]	33	3	15	2	19	2	37	4
$\bar{P}_{Aorta}$	[mmHg]	106	4	54	1	55	1	103	4
dp/dt$_{max}$	[mmHg/sec]	2981	214	2162	219	2350	273	2844	213
EDV	[ml/100 g li.Ventr.]	57	2	32	2	36	1	61	4
ESV	[ml/100 g li.Ventr.]	24	1	17	1	16	1	24	1
EF	[%]	57	3	46	3	54	3	60	2
W_{per}	[mmHg/(ml/min · kg)]	0,81	0,06	0,38	0,02	0,34	0,03	0,88	0,10
$\bar{P}_{pulm}$	[mmHg]	14	1	10	1	10	1	12	1

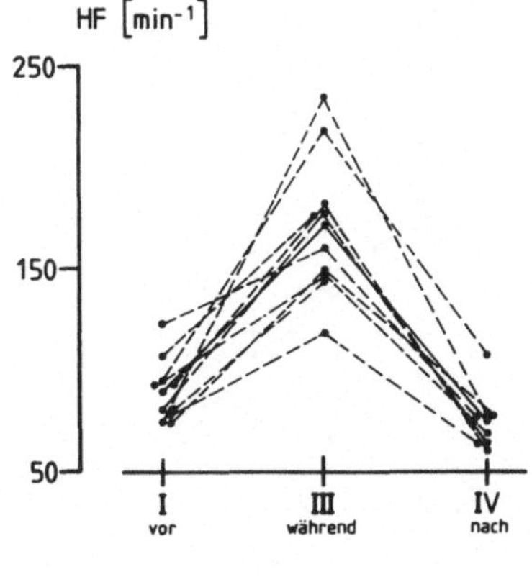

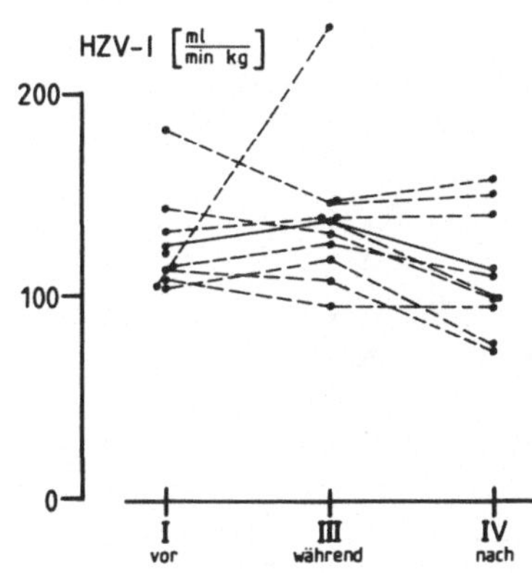

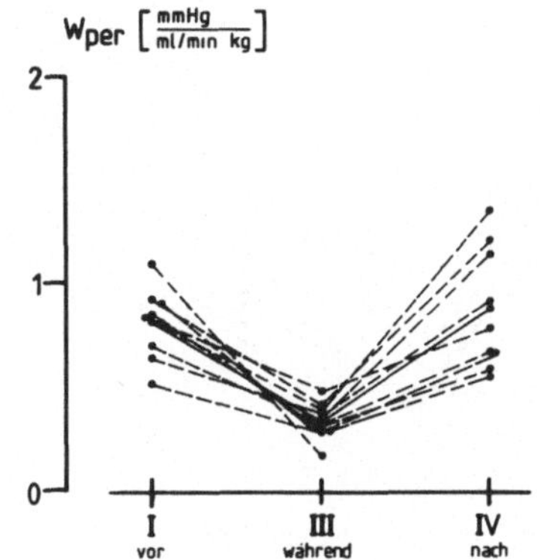

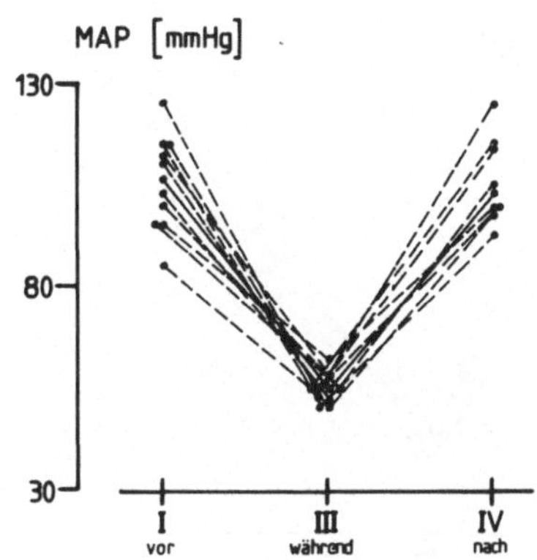

Abb. 13. Hämodynamische Parameter vor, während und nach NPN-Hypotension (Einzelwerte gestrichelt, Mittelwerte durchgezogen). Während der NPN-Hypotension stieg die Herzfrequenz um etwa 100%; erst nach Beendigung der NPN-Zufuhr normalisierte sie sich langsam wieder. Das Herzzeitvolumen änderte sich nur geringfügig während des gesamten Versuchsablaufes

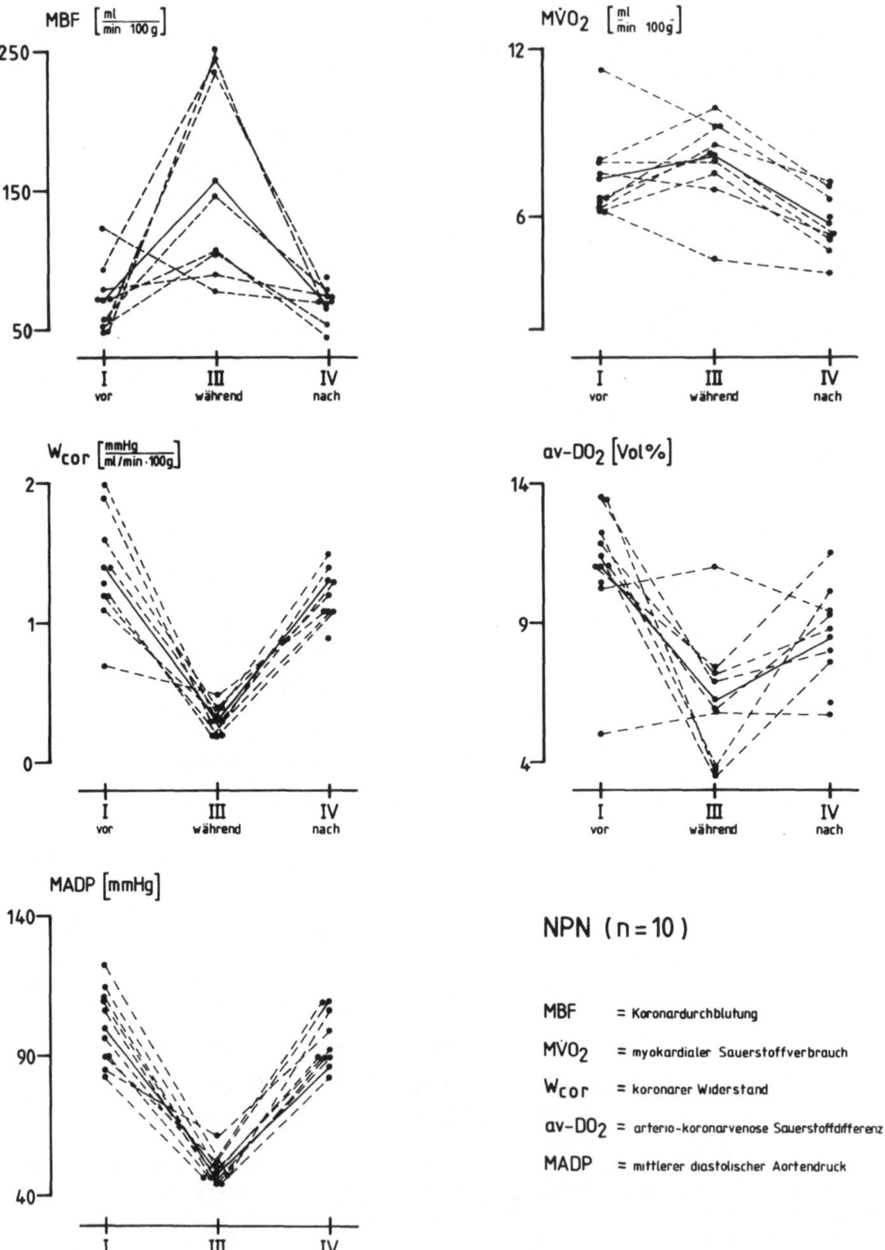

Abb. 14. Koronare und myokardiale Parameter vor, während und nach NPN-Hypotension (Einzelwerte gestrichelt, Mittelwerte durchgezogen). Die Koronardurchblutung nahm während der Hypotension zu, gleichzeitig verkleinerte sich die av-DO$_2$. Der myokardiale Sauerstoffverbrauch änderte sich hingegen nicht. Der koronare Perfusionsdruck und der koronare Widerstand nahmen unter der Hypotension stark ab

Tabelle 12. Substratkonzentrationen und myokardiale Substrataufnahme vor, während und nach NPN-Hypotension (Mittelwerte und mittlerer Fehler des Mittelwertes)

NPN (n = 10)		vor		während Hypotension		nach	
		I		III		IV	
Herz		$\bar{x}$	$s_{\bar{x}}$	$\bar{x}$	$s_{\bar{x}}$	$\bar{x}$	$s_{\bar{x}}$
Glucose							
art. Konzentration	[mg%]	119	12	149	15	144	15
av-D-Substrat	[mg%]	8,7	2,1	7,7	1,7	4,7	1,1
Substrat-Aufnahme	[mg/min · 100 g]	6,7	2	6,9	1,8	3,2	0,6
Lactat							
art. Konzentration	[mg%]	30,1	3,4	41,1	4,3	36,7	3,3
av-D-Substrat	[mg%]	5,8	1,5	5,5	0,8	6,4	1,3
Substrat-Aufnahme	[mg/min · 100 g]	3,9	1	8,4	2,3	5	1
Pyruvat							
art. Konzentration	[mg%]	1,32	0,1	1,66	0,2	1,38	0,2
av-D-Substrat	[mg%]	0,25	0,05	0,36	0,10	0,49	0,08
Substrat-Aufnahme	[mg/min · 100 g]	0,20	0,05	0,48	0,20	0,40	0,08

Tabelle 13. Arterielle Blutgase und Säure-Basen-Parameter vor, während und nach NPN-Hypotension (Mittelwerte und mittlere Fehler des Mittelwertes)

NPN (n = 10)		vor		während Hypotension				nach	
		I		II		III		IV	
Blutgase und Säure-Basen-Status		$\bar{x}$	$s_{\bar{x}}$	$\bar{x}$	$s_{\bar{x}}$	$\bar{x}$	$s_{\bar{x}}$	$\bar{x}$	$s_{\bar{x}}$
Hb	[g%]	13,6	0,6	13,3	0,6	12,4	0,4	12,4	0,7
O_2-Sättigung	[%]	97,1	0,2	96,5	0,3	96,5	0,2	96,9	0,2
pO_2	[mmHg]	109	4	100	4	106	4	110	5
pCO_2	[mmHg]	38	2	37	2	38	2	37	2
pH		7,38	–	7,37	–	7,35	–	7,37	–
St.-Bic.	[mval/l]	23,1	0,8	22,1	0,7	21,5	0,8	22	0,9
Base-Excess	[mval/l]	– 2,1	1	– 3,4	0,9	– 4,1	1	– 3,4	1,1

3.2 Substratkonzentration und myokardiale Substrataufnahme

Während der NPN-Zufuhr stieg die arterielle Glucose- und Lactatkonzentration an und blieb auch nach Hypotensionsende in gleicher Weise erhöht. Die arterio-koronarvenösen Konzentrationsdifferenzen und die myokardiale Aufnahme der Substrate Glucose, Lactat und Pyruvat änderten sich während des gesamten Versuchsablaufes nur geringfügig. In Tabelle 12 sind die Mittelwerte dieser Parameter dargestellt.

Tabelle 14. Zerebrale Parameter vor, während und nach NPN-Hypotension (Mittelwerte und mittlerer Fehler des Mittelwertes; Abkürzungen wie in Tabelle 4 auf S. 29)

NPN (n = 9) 20−130 µg/kg · min		vor		während Hypotension				nach	
		I		II		II		IV	
		$\bar{x}$	$s_{\bar{x}}$	$\bar{x}$	$s_{\bar{x}}$	$\bar{x}$	$s_{\bar{x}}$	$\bar{x}$	$s_{\bar{x}}$
CBF	[ml/min · 100 g]	57	5	−	−	75	8	95	12
$CMRO_2$	[ml/min · 100 g]	3,6	0,4	−	−	2,6	0,2	2,6	0,3
av-DO_2	[Vol%]	6,2	0,4	−	−	3,7	0,4	3,1	0,6
CPP	[mmHg]	97	4	41	3	42	2	69	6
CVR	[mmHg/(ml/min · 100 g)]	1,9	0,2	−	−	0,6	0,1	1,0	0,2
ICP	[mmHg]	10	1,3	14	1,3	15	2	17	2,2
pO_2 hirnvenös	[mmHg]	39	2	43	2	48	2	53	2
p_aCO_2	[mmHg]	37	2	37	2	38	2	37	2
pH art		7,38	−	7,37	−	7,35	−	7,37	−

3.3 Arterielle Blutgase und Säure-Basen-Parameter

Diese Parameter änderten sich während des gesamten Versuchablaufes nicht wesentlich; lediglich eine leichte metabolische Azidose war, wie auch in den anderen Hypotensionsgruppen, während und nach der Hypotension nachweisbar. In Tabelle 13 sind die Mittelwerte zusammengestellt.

3.4 Zerebrale Hämodynamik, intrakranieller Druck, zerebraler Sauerstoffverbrauch und Hirnmetabolismus

Zur Einstellung der Hypotension waren für die einzelnen Tiere Dosen von 20–130 μg/min · kg NPN erforderlich. Auch in dieser Gruppe mußte zumeist die NPN-Zufuhr ständig gesteigert werden, um den arteriellen Mitteldruck auf dem angestrebten Niveau zu halten. Die Mittelwerte der wichtigsten Parameter sind in Tabelle 14 und 15 zusammengestellt, Einzelwerte in Abb. 15 dargestellt.

Die Hirndurchblutung nahm während der Hypotension um 32% gegenüber dem Ausgangswert zu und stieg 30 min nach Hypotensionsende um 67% gegenüber dem Ausgangswert an; hierbei ergab sich bei allen Vergleichen mit dem Verfahren nach Holm eine Signifikanz auf dem 5%-Niveau. Der zerebrale Gefäßwiderstand nahm während der Hypotension um 2/3 des Ausgangswertes ab und blieb auch am Meßpunkt IV gegenüber dem Ausgangswert noch deutlich erniedrigt. Der intrakranielle Druck stieg während der Hypotension signifikant von 10 mmHg auf 15 mmHg bei Meßpunkt III und erreichte 30 min nach Beendigung der Hypotension mit 17 mmHg signifikant den höchsten Wert gegenüber dem Ausgangswert.

Tabelle 15. Substratkonzentrationen und zerebrale Substrataufnahme bzw. -abgabe vor, während und nach NPN-Hypotension (Mittelwerte und mittlerer Fehler des Mittelwertes)

NPN (n = 9)		vor		während Hypotension		nach	
		I		III		IV	
Gehirn		$\bar{x}$	$s_{\bar{x}}$	$\bar{x}$	$s_{\bar{x}}$	$\bar{x}$	$s_{\bar{x}}$
Glucose							
art. Konzentration	[mg%]	110	12,4	170	16,3	155	12,6
av-D-Substrat	[mg%]	13,2	2,2	10,6	2,1	10,6	2,3
Substrat-Aufnahme	[mg/min · 100 g]	7,9	1,9	8,4	1,9	9,9	1,7
Lactat							
art. Konzentration	[mg%]	21,6	1,8	34,4	3,6	41,6	4,7
av-D-Substrat	[mg%]	0,12	1,55	− 2,92	2,17	− 1,86	0,78
Substrat-Abgabe	[mg/min · 100 g]	0,04	0,72	1,57	1,31	1,34	0,56
Pyruvat							
art. Konzentration	[mg%]	1,36	0,14	1,53	0,27	0,94	0,27
av-D-Substrat	[mg%]	− 0,16	0,06	− 0,27	0,18	− 0,17	0,10
Substrat-Abgabe	[mg/min · 100 g]	0,07	0,04	0,15	0,11	0,34	0,25

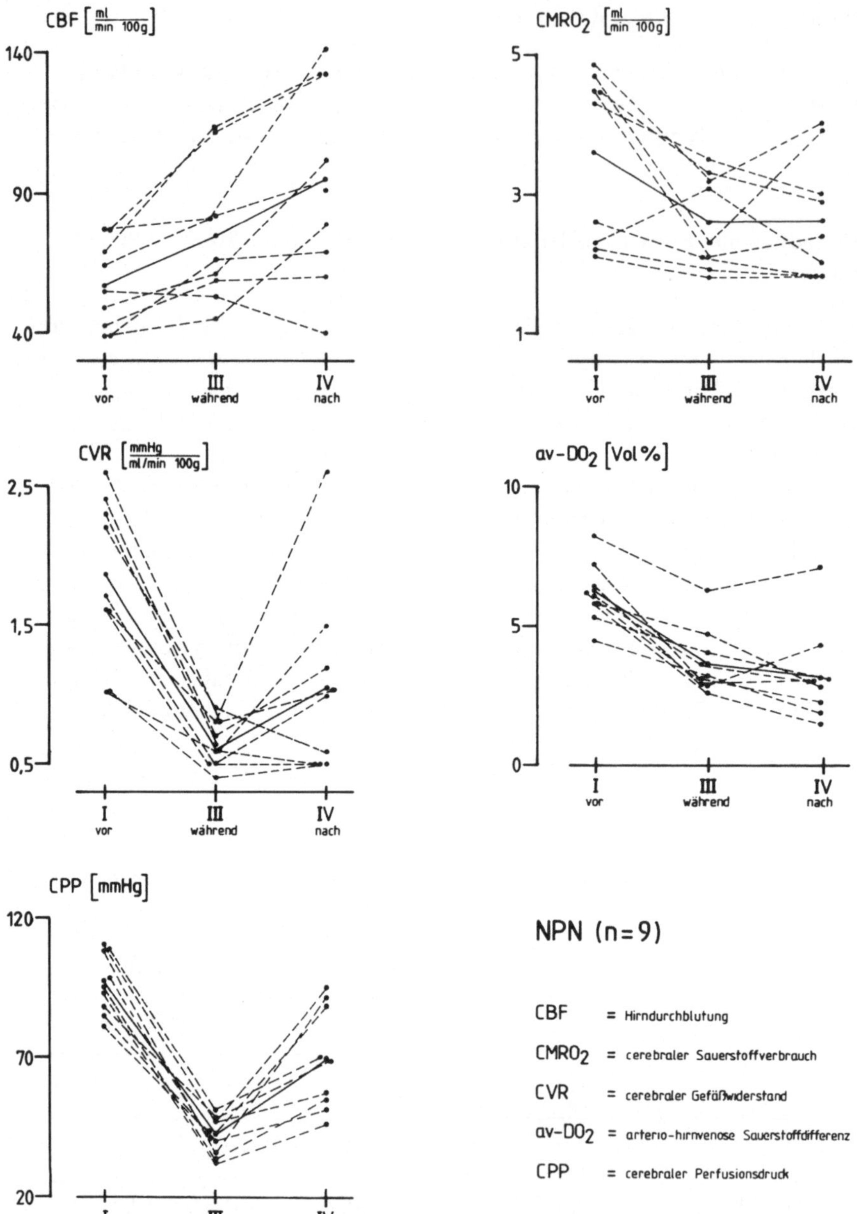

Abb. 15. Zerebrale Parameter vor, während und nach NPN-Hypotension (Einzelwerte gestrichelt, Mittelwerte durchgezogen). Während der Hypotension nahm die Hirndurchblutung trotz abfallendem Perfusionsdruck deutlich zu und stieg nach Beendigung der Hypotension noch weiter an. Die av-DO$_2$ und der zerebrale Sauerstoffverbrauch hingegen waren vor und nach der Hypotension vermindert

Ausgangswert; auch am Meßpunkt IV war die Frequenz noch signifikant erhöht. Allerdings war die Steigerung der Herzfrequenz wesentlich geringer als in der NPN-Gruppe ohne Propranolol. Die Hirndurchblutung änderte sich während der Hypotension nicht signifikant,

Der zerebrale Sauerstoffverbrauch nahm während der Hypotension um 28% ab, gleichzeitig verkleinerte sich die arterio-hirnvenöse Sauerstoff-Gehaltsdifferenz signifikant um 40% gegenüber dem Ausgangswert. Auch 30 min nach Hypotensionsende blieben zerebraler Sauerstoffverbrauch und av-DO$_2$ in gleichem Maße gegenüber den Ausgangswerten signifikant erniedrigt. Die arterio-hirnvenösen Konzentrationen der Substrate änderten sich nur geringfügig; auch blieben die zerebrale Glucoseaufnahme und die zerebrale Lactat- bzw. Pyruvatabgabe im wesentlichen unverändert. In Tabelle 15 sind die Mittelwerte dieser Parameter zusammengestellt.

4 Nitroprussid-Natrium und Propranolol

4.1 Zerebrale Hämodynamik, intrakranieller Druck, zerebraler Sauerstoffverbrauch und Hirnmetabolismus

Zur Blutdrucksenkung erhielten die einzelnen Tiere 30–125 μg/min · kg NPN. Zusätzlich wurden 10 min vor Beginn der Hypotension 0,2 mg/kg Propranolol injiziert. Die Steuerbarkeit der NPN-Hypotension unterschied sich nicht von den beiden anderen NPN-Gruppen. Die Mittelwerte der wichtigsten Parameter sind in Tabelle 16 und 17 zusammengestellt, Einzelwerte in Abb. 16.

Das Herzzeitvolumen nahm trotz β-Blockade während der Hypotension zu und blieb auch am Meßpunkt IV noch in gleichem Ausmaß erhöht. Die Herzfrequenz stieg während der Hypotension kontinuierlich an und lag am Meßpunkt III signifikant um 59% über dem nahm jedoch 30 min nach Hypotensionsende um 35% gegenüber dem Ausgangswert signifikant zu. Der zerebrale Gefäßwiderstand verminderte sich während der Hypotension um 50% gegenüber dem Ausgangswert und blieb am Meßpunkt IV in gleicher Weise erniedrigt.

Der zerebrale Perfusionsdruck fiel parallel zur induzierten Blutdrucksenkung gegenüber dem Ausgangswert um 55% ab und blieb auch am Meßpunkt IV noch um 34% unter dem Ausgangswert. Der intrakranielle Druck veränderte sich während der Hypotension nicht signifikant, stieg jedoch am Meßpunkt IV signifikant um 33% gegenüber dem Ausgangswert an.

Die zerebrale Sauerstoffaufnahme änderte sich während und nach der Hypotension nicht signifikant, während die av-DO$_2$ von 5,1 Vol.-% bei Meßpunkt I auf 4,1 Vol.-% bei Meßpunkt IV abnahm.

Die arteriellen Glucose- und Lactatkonzentrationen nahmen während der Hypotension zu und blieben auch nach Hypotensionsende noch erhöht. Die arterio-hirnvenösen Substratkonzentrationen und die zerebrale Glucoseaufnahme sowie die zerebrale Lactat- und Pyruvatabgabe änderten sich während des gesamten Versuchsablaufes nicht wesentlich (Mittelwerte s. Tabelle 17).

Tabelle 16. Zerebrale Parameter vor, während und nach NPN-Hypotension in Kombination mit β-Blockade (Mittelwerte und mittlerer Fehler des Mittelwertes; Abkürzungen wie in Tabelle 4 auf S. 29)

NPN (n = 8) 30–125 µg/kg · min + 0,2 mg/kg Propranolol		vor (+ Propranolol) I		während Hypotension II		 III		nach IV	
		$\overline{x}$	$s\overline{x}$	$\overline{x}$	$s\overline{x}$	$\overline{x}$	$s\overline{x}$	$\overline{x}$	$s\overline{x}$
CBF	[ml/min · 100 g]	52	4	–	–	50	6	69	8
$CMRO_2$	[ml/min · 100 g]	2,5	0,01	–	–	2,8	0,4	2,7	0,5
av-DO_2	[Vol%]	5,1	0,9	–	–	5,8	0,8	4,1	0,6
CPP	[mmHg]	107	4	43	2	48	2	71	4
CVR	[mmHg/(ml/min · 100 g)]	2,2	0,1	–	–	1,1	0,1	1,2	0,2
ICP	[mmHg]	9	1	8	1	9	1	12	2
Herzfrequenz	[1/min]	84	2	114	5	134	6	121	7
HZV-I	[ml/min · kg]	125	12	143	14	187	16	183	17
pO_2 hirnvenös	[mmHg]	42	3	35	2	45	2	47	2
$paCO_2$	[mmHg]	42	1	42	1	41	1	39	1
pH		7,35	–	7,38	–	7,34	–	7,35	–

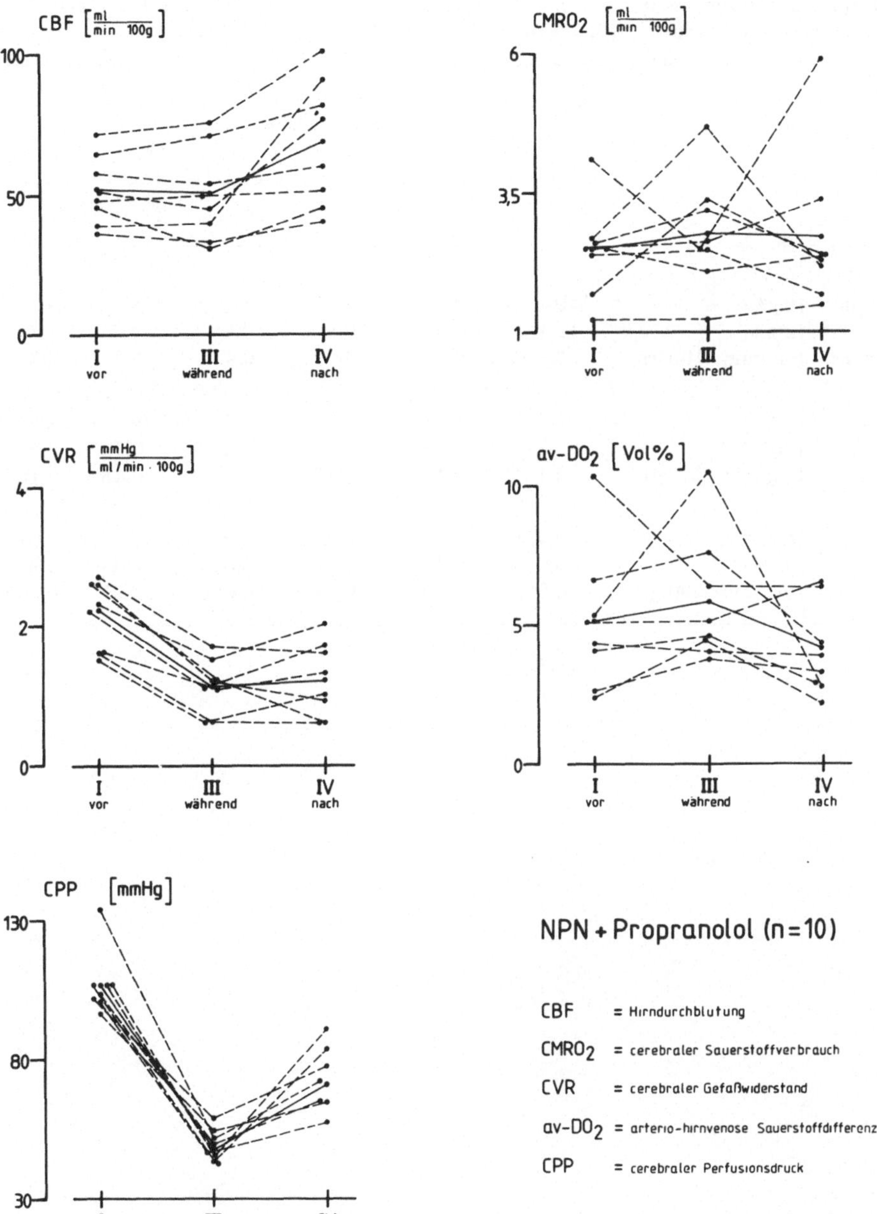

Abb. 16. Zerebrale Parameter vor, während und nach NPN-Hypotension in Kombination mit β-Blockade (Einzelwerte gestrichelt, Mittelwerte durchgezogen). Unter der Kombination von NPN-Hypotension mit Propranolol änderte sich die Hirndurchblutung nicht signifikant; erst 30 min nach Hypotensionsende kam es zu einem Anstieg um 35% gegenüber dem Ausgangswert. Der zerebrale Sauerstoffverbrauch änderte sich während des gesamten Versuchsablaufes nicht wesentlich. Der intrakranielle Druck veränderte sich während der Hypotension nicht, stieg jedoch nach Hypotensionsende parallel zur Durchblutungszunahme an

Tabelle 17. Substratkonzentrationen und zerebrale Substrataufnahme bzw. -abgabe vor, während und nach NPN-Hypotension mit β-Blockade (Mittelwerte und mittlerer Fehler des Mittelwertes).

NPN (n = 8) + 0,2 mg/kg Propranolol Gehirn		vor I		während Hypotension III		nach IV	
		$\bar{x}$	$s_{\bar{x}}$	$\bar{x}$	$s_{\bar{x}}$	$\bar{x}$	$s_{\bar{x}}$
Glucose							
art. Konzentration	[mg%]	110	12	153	15	168	18
av-D-Substrat	[mg%]	11,1	0,7	10,5	0,8	9,8	1,1
Substrat-Aufnahme	[mg/min · 100 g]	5,7	0,5	5	0,4	6,2	0,3
Lactat							
art. Konzentration	[mg%]	21	1,3	37	2,6	39	2,8
av-D-Substrat	[mg%]	− 0,81	0,23	− 0,94	0,2	− 0,75	0,25
Substrat-Abgabe	[mg/min · 100 g]	0,40	0,12	0,49	0,11	0,48	0,16
Pyruvat							
art. Konzentration	[mg%]	0,93	0,06	0,78	0,07	0,13	0,01
av-D-Substrat	[mg%]	− 0,04	0,01	− 0,04	0,01	− 0,03	0,01
Substrat-Abgabe	[mg/min · 100 g]	0,02	0,007	0,02	0,008	0,01	0,003

VI Klinische Untersuchungen zur kontrollierten Hypotension mit Halothan und Nitroprussid-Natrium

Zur Überprüfung der klinischen Relevanz der bisher vorgelegten tierexperimentellen Befunde wurde an insgesamt 13 Patienten die Koronar- (4 Pat.) bzw. Hirndurchblutung (9 Pat.) und der Metabolismus während einer kontrollierten Hypotension mit Halothan bzw. Nitroprussid-Natrium orientierend untersucht.[3]

Trimethaphan wurde klinisch nicht untersucht, weil das entsprechende Handelspräparat Arfonad inzwischen nicht mehr auf dem deutschen Arzneimittelmarkt erhältlich ist. Die Substanz ist jedoch nach wie vor in England und den USA klinisch gebräuchlich [2, 17, 31, 32, 51, 111].

1 Myokarddurchblutung und Sauerstoffverbrauch während Halothan-Hypotension

1.1 Methodik

Insgesamt wurden 4 nicht prämedizierte Patienten im Alter zwischen 27 und 47 Jahren mit einem durchschnittlichen Gewicht von 67,3 kg und einer mittleren Körpertemperatur von 36 °C untersucht. Alle Patienten waren herzkreislaufgesund; die kontrollierte Hypotension wurde während der Operation von Hirngefäß-Aneurysmen durchgeführt. Nach Anlegen eines venösen Zuganges wurde eine bilanzierte Elektrolyt-Lösung infundiert. Folgende Katheterisierungen wurden am wachen Patienten mit EKG-Monitoring in Lokalanaesthesie unter röntgenologischer Bildschirmkontrolle durchgeführt: über eine Brachialarterie einen 7F-Goodale-Lubin-Katheter in den Aortenbogen, über eine Femoralarterie ein 5F-Katheter-Tipmanometer (Microtip PC 350A, Millar-Instruments) in den linken Ventrikel; einen Swan-Ganz-7F Thermodilutionskatheter (Fa. Edwards Lab.) über eine V. basilica in die A. pulmonalis und einen Polyäthylenkatheter in die V. cava sup. über eine Antekubital-Vene. Die Körpertemperatur wurde kontinuierlich über eine Rectalsonde gemessen.

Im Anschluß an eine 15- bis 20minütige Ruheperiode nach Abschluß der Katheterisierungen erfolgten die Ausgangsmessungen und -Blutentnahmen am wachen Patienten. Anschließend wurde die Narkose mit einem Halothan-Luft-Gemisch über eine Gesichtsmaske eingeleitet. Die endexspiratorische Halothan-Konzentration wurde kontinuierlich mit einem UV-Analysator (Fa. Hartmann und Braun) gemessen. Die endotracheale Intubation erfolgte ohne Muskelrelaxierung. Die Patienten wurden dann mit einem Engström ER 300 Respirator kontrolliert normoventiliert. Bei einer über 15 min konstant gehaltenen Halo-

---

3 Alle Patienten wurden über den Zweck der Studie aufgeklärt und hatten ihr Einverständnis gegeben. Die Untersuchungen sind mit einer Ethik-Kommission abgestimmt worden.

than-Konzentration von 0,9 Vol.-% wurde eine zweite Messung einschließlich Blutentnahme durchgeführt. Anschließend erfolgte durch schrittweise Erhöhung der Halothan-Konzentration die kontrollierte Hypotension; eine dritte Messung erfolgte 15—20 min nach stabiler Einstellung der Hypotension auf einen mittleren Aortendruck von etwa 50 mmHg. Hierzu waren im Mittel Halothan-Konzentrationen von 2,2 Vol.-% endexspiratorisch erforderlich.

Registriert wurden EKG (Ableitung I) phasisch und elektronisch integrierter mittlerer Aortendruck (Statham P 23Db), linksventrikulärer Druck, dp/dt und exspiratorische CO_2-Konzentration simultan auf einem 6-Kanal-UV-Schreiber (Fa. Müller-Philips). Aus den Registrierungen wurden der mittlere diastolische Aortendruck und der linksventrikuläre enddiastolische Druck graphisch ermittelt. Die Koronardurchblutung wurde mit der Argon-Fremdgasmethode gemessen, der koronare Gefäßwiderstand aus Koronardurchblutung und mittlerem diastolischen Aortendruck errechnet. Das Herzzeitvolumen wurde mit der Thermodilutionsmethode bestimmt (HZV-Computer 9510, Fa. Edwards Lab.). Arterielle und koronarvenöse Blutgase wurden mit Standard-Elektroden (Radiometer, Kopenhagen) gemessen. Der Sauerstoffgehalt im arteriellen und koronarvenösen Blut wurde aus der gemessenen Sauerstoff-Sättigung und Hämoglobinkonzentration (CO-Oximeter 182, Instrumentation Lab.) und Hüfnerscher Zahl berechnet. Der myokardiale Sauerstoffverbrauch wurde aus der Myokarddurchblutung und der arterio-koronarvenösen Sauerstoff-Gehaltsdifferenz bestimmt. Bestimmungen von Blut-Glucose, Lactat und Pyruvat erfolgten mit den bereits angegebenen enzymatischen Methoden. Die Konzentration der freien Fettsäuren im Plasma wurden nach der Methode von Duncombe (Testansatz Fa. Boehringer, Mannheim) ermittelt. Von den gewonnenen Daten wurden die Mittelwerte ($\bar{x}$) und der mittlere Fehler des Mittelwertes ($s_{\bar{x}}$) berechnet.

1.2 Ergebnisse

Der mittlere Aortendruck wurde im Mittel von 89 ± 4 mmHg (Ausgangsmessung) über 76 ± 3 mmHg (0,9% HA) auf 52 ± 0,3 mmHg (Hypotension) gesenkt. Der koronare Perfusionsdruck nahm von 81 ± 3 über 71 ± 3 auf 47 ± 1 mmHg ab. Dabei verminderte sich die Koronardurchblutung von 87 ± 2 ml/min · 100 g über 71 ± 4 (0,9 Vol.-% HA) auf 56 ± 8 ml/min · 100 g (Hypotension). Der Koronarwiderstand änderte sich nicht wesentlich: 0,89 ± 0,04 mmHg/min · 100 g; 0,96 ± 0,1 (0,9 Vol.-% HA); 0,89 ± 0,1 mmHg/min · 100 g (2,2 Vol.-% HA). Bei minimaler Zunahme der koronarvenösen O_2-Sättigung (40,8 ± 1; 43,1 ± 2; 45,1 ± 1,5%) und entsprechender Abnahme der av-DO_2 (11,4 ± 0,7; 10,6 ± 1,1; 9,8 ± 0,7 Vol.-%) verringerte sich der myokardiale Sauerstoffverbrauch konzentrationsabhängig von 9,9 ± 0,5 über 7,4 ± 0,5 auf 5,3 ± 0,7 ml/min · 100 g. Die Herzfrequenz nahm geringfügig ab (68 ± 4; 66 ± 2; 64 ± 3/min). Die maximale Druckanstiegsgeschwindigkeit (dp/dt_{max}) verminderte sich von 1319 ± 55 über 1068 ± 67 auf 851 ± 36 mmHg/s. Der Herz-Index fiel von 3,7 über 3,2 auf 2,1 l/m^2; das Schlagvolumen nahm von 53 über 47 auf 41 ml ab. Der linksventrikuläre enddiastolische Druck stieg von 11,2 ± 0,8 über 11,8 ± 0,9 auf 13,4 ± 0,9 mmHg während der Hypotension an.

In Abb. 17 sind zur besseren Übersicht die Einzelwerte der 4 Patienten für Koronardurchblutung, myokardialen Sauerstoffverbrauch, koronaren Widerstand arterio-koronarvenöse Sauerstoff-Gehaltsdifferenz und mittleren diastolischen Aortendruck graphisch dargestellt.

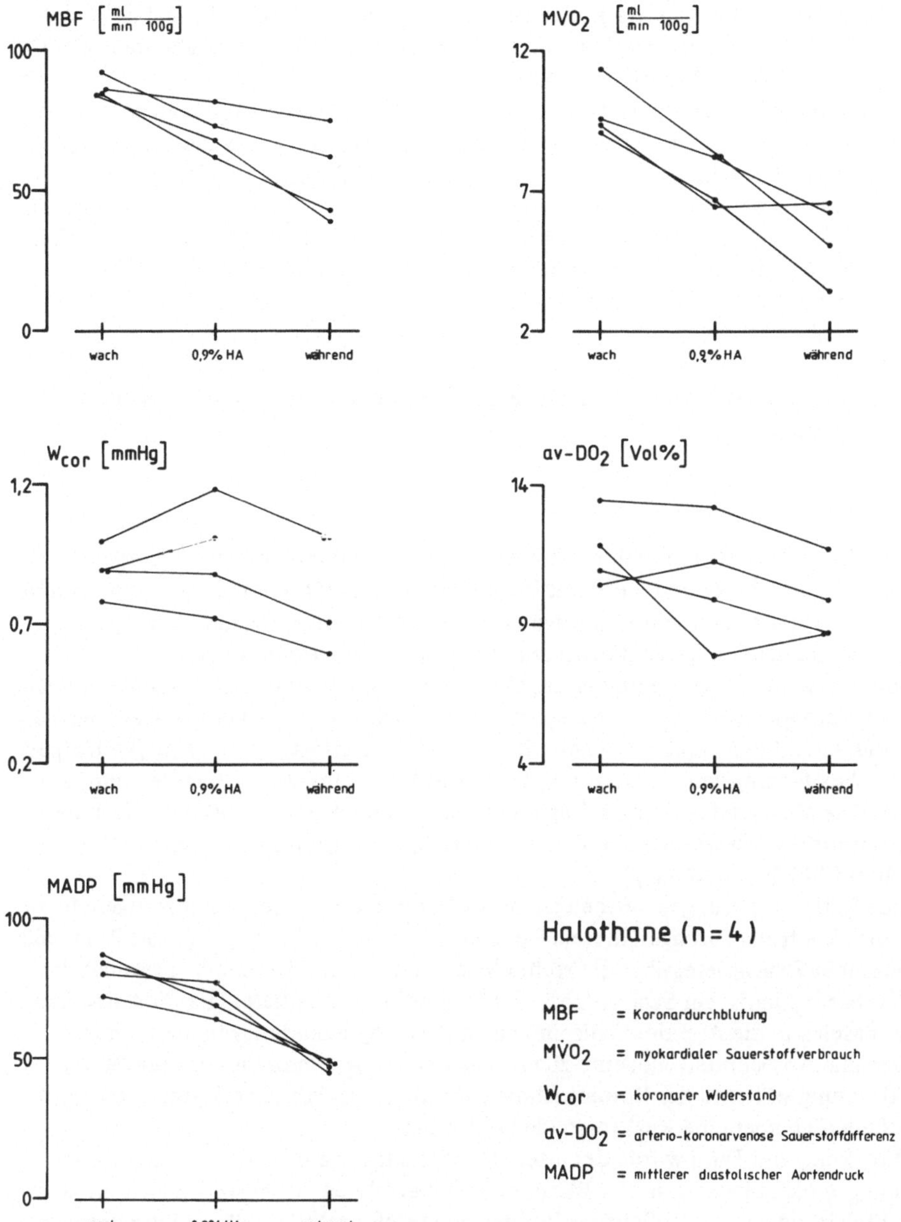

Abb. 17. Koronare und myokardiale Parameter vor und während 0,9 Vol.-% bzw. 2,2 Vol.-% (Hypotension) Halothan. Die Koronardurchblutung und der myokardiale Sauerstoffverbrauch nahmen mit zunehmender Halothan-Konzentration ab. Der koronare Widerstand änderte sich nicht wesentlich

Die arterio-koronarvenöse Glucose-Konzentrationsdifferenz ändert sich nicht wesentlich (3,5 ± 0,7; 3,4 ± 1,9; 2,4 ± 1 mg%). Die myokardiale Glucoseaufnahme blieb ebenfalls im wesentlichen unverändert (3,2 ± 0,9; 2,3 ± 1,5; 1,5 ± 0,6 mg/min · 100 g).

Die arterio-koronarvenöse Lactat-Konzentrationsdifferenz blieb unverändert (1,25 ± 0,6; 1,32 ± 0,8; 1,55 ± 0,8 mg%); die myokardiale Lactataufnahme änderte sich ebenfalls nicht (1,0 ± 0,3; 0,9 ± 0,5; 0,8 ± 0,4 mg/min · 100 g).

Die arterio-koronarvenöse Pyruvat-Konzentrationsdifferenz änderte sich nicht (0,11 ± 0,06; 0,12 ± 0,04; 0,13 ± 0,03 mg%); ebenso blieb die myokardiale Pyruvataufnahme im wesentlichen unverändert (0,10 ± 0,06; 0,41 ± 0,6; 0,25 ± 0,05 mg/min · 100 g).

Die arterio-koronarvenöse Konzentrationsdifferenz der freien Fettsäuren veränderte sich nicht (0,23 ± 0,07; 0,25 ± 0,07; 0,27 ± 0,04 mval/l). Die myokardiale Aufnahme der freien Fettsäuren blieb ebenfalls unbeeinflußt (0,02 ± 0,004; 0,019 ± 0,004; 0,018 ± 0,003 mval/min · 100 g).

2 Hirndurchblutung und zerebraler Sauerstoffverbrauch während und nach NPN-Hypotension

2.1 Methodik

Insgesamt wurden 9 Patienten im Alter zwischen 18 und 61 Jahren mit einem Körpergewicht zwischen 62 und 83 kg und einer mittleren Körpertemperatur von 36,2 °C untersucht. Die kontrollierte Hypotension wurde während der Operation von Hirngefäß-Aneurysmen durchgeführt. Bei keinem Patienten bestanden kardiovaskuläre, respiratorische oder renale Vorerkrankungen; kein Patient nahm vor der Operation Medikamente. Alle Patienten erhielten 90 min vor der Operation 10 mg Diazepam per os. Nach Anlegen einer intravenösen Verweilkanüle und Anschluß an einen EKG-Monitor wurde die Narkose mit 1−2 mg/kg Körpergewicht Methohexital eingeleitet und mit N_2O/O_2 sowie Fentanyl (ca. 10 μg/kg · min) aufrechterhalten. Die Muskelrelaxierung erfolgte mit Pancuronium alle 45−60 min. Nach der endotrachealen Intubation wurden alle Patienten mit einem Engström ER 300-Respirator normoventiliert (70% N_2O/30% O_2).

Folgende Katheterisierungen wurden am anaesthesierten Patienten unter röntgenologischer Bildschirmkontrolle durchgeführt: ein Goodale-Lubin-7F-Katheter in die linke A. radialis; ein Goodale-Lubin-7F-Katheter über die rechte V. jugularis oder über eine V. brachialis in den Bulbus venae jugularis; ein Swan-Glanz-7F-Thermodilutionskatheter (Fa. Edwards Lab.) über eine V. basilica in die A. pulmonalis und einen Polyäthylenkatheter in die V. cava superior über eine Antecubitalvene; eine 20 G-Kanüle in die A. femoralis zur kontinuierlichen Druckmessung während der Blutentnahmen aus der A. radialis. Die Körpertemperatur wurde kontinuierlich über eine Reaktorsonde kontrolliert.

Nach Eröffnung der Dura wurde der arterielle Mitteldruck auf 50 mmHg durch eine NPN-Infusion gesenkt. Messungen und Blutentnahmen erfolgten zu folgenden Zeitpunkten: 15 min vor Einleitung der kontrollierten Hypotension (Meßpunkt I); während der kontrollierten Hypotension 5 min nachdem sich ein stabiles Gleichgewicht eingestellt hatte (Meßpunkt II) und 15 min nach Beendigung der NPN-Zufuhr (Meßpunkt III). Registriert wurden auf einem 10-Kanal-Schreiber (Fa. Hellige, Freiburg): EKG, phasisch und elektronisch integrierter arterieller Mitteldruck, Druck im Bulbus venae jugularis und Pulmonalarteriendruck. Die Hirndurchblutung wurde mit der Argon-Fremdgasmethode gemessen, der zerebrale Gefäßwiderstand aus Hirndurchblutung und zerebralem Perfusionsdruck errechnet.

Das Herzzeitvolumen wurde mit der Thermodilutionsmethode bestimmt (HZV-Computer BN 7206 auf Swan-Ganz-Katheter adaptiert, Fa. Fischer, Göttingen). Arterielle und hirnvenöse Blutgase wurden mit Standard-Elektroden (Radiometer, Kopenhagen) gemessen. Der Sauerstoffgehalt im arteriellen und hirnvenösen Blut sowie der zerebrale Sauerstoffverbrauch wurden in der unter 1.1 beschriebenen Weise berechnet.

2.2 Ergebnisse

In Tabelle 18 sind die Mittelwerte hämodynamischer Parameter aller Patienten zusammengefaßt. NPN senkte den arteriellen Mitteldruck von 84 ± 4 auf 54 ± 2 mmHg; um die Hypotension aufrechtzuerhalten waren Dosen zwischen 200 und 800 μg/min erforderlich. Die Dauer der NPN-Infusion betrug zwischen 18 und 46 min. Nach Abstellen der NPN-Infusion stieg der arterielle Mitteldruck signifikant über den Ausgangswert an. Während der Hypotension nahm die Herzfrequenz um 15% gegenüber den Ausgangswerten zu.

In Tabelle 19 sind die Mittelwerte zerebraler Parameter aller Patienten zusammengestellt. NPN verminderte den zerebralen Perfusionsdruck und den zerebralen Gefäßwiderstand jeweils um 38%. Nach Beendigung der NPN-Zufuhr stieg der zerebrale Perfusionsdruck signifikant um 17% über den Ausgangswert an. Die Hirndurchblutung änderte sich während und nach der kontrollierten Hypotension nicht signifikant, ebensowenig der zerebrale Sauerstoffverbrauch.

In Abb. 18. sind die Einzelwerte zerebraler Parameter aller Patienten dargestellt. Bei zwei Patienten stieg die Hirndruchblutung um 17 bzw. 20% an, während der zerebrale Sauerstoffverbrauch sich nicht veränderte. Der Anstieg der Hirndurchblutung ging mit einer ausgeprägten Zunahme des Herzzeitvolumens einher. Bei einem dieser Patienten blieb die Hirndurchblutung auch nach Unterbrechung der NPN-Zufuhr über den Ausgangswert erhöht.

Tabelle 18. Wirkung von NPN auf die Hämodynamik. HF = Herzfrequenz. MAP = mittlerer arterieller Druck. HVZ = Herzzeitvolumen

n = 9		vor	während	nach
HF	(1/min)	68 ± 4	78 ± 4[a]	65 ± 4
MAP	(mmHg)	84 ± 4	54 ± 2[aa]	97 ± 4[aa]
HZV	(l/min)	5.6 ± 0.3	7.5 ± 0.6	6.1 ± 0.5

[a] $p < 0.05$; $p < 0.01$ gegenüber Ausgangswerten (Mittelwerte ± mittlerer Fehler der Mittelwerte)

Tabelle 19. Wirkung von NPN auf zerebrale Patameter. $CMRO_2$ = zerebraler Sauerstoffverbrauch. CPP = zerebraler Perfusionsdruck. CVR = zerebraler Gefäßwiderstand

n = 9		vor	während	nach
CBF	(ml · min^{-1} · 100 g^{-1})	56 ± 6	61 ± 7	53 ± 6
$CMRO_2$	(ml · min^{-1} · 100 g^{-1}	3.0 ± 0.2	3.3 ± 0.3	2.7 ± 0.3
CPP	(mmHg)	77 ± 4	48 ± 2[a]	90 ± 4[a]
CVR	[mmHg/(ml · min^{-1} · 100 g^{-1})]	1.3 ± 0.2	0.8 ± 0.1	1.7 ± 0.2

[a] $p < 0.01$ gegenüber Ausgangswerten (Mittelwerte ± mittlerer Fehler der Mittelwerte)

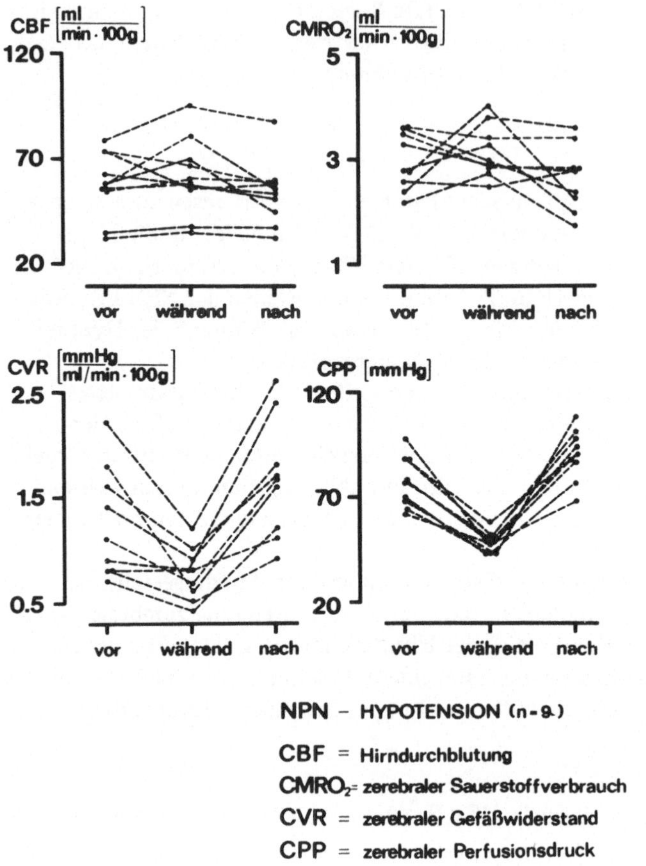

Abb. 18. Zerebrale Parameter vor, während und nach NPN-Hypotension

VII Diskussion

1 Halothan

1.1 Allgemeine Hämodynamik und Ventrikelfunktion

Die Wirkungen von Halothan auf die allgemeine Hämodynamik während kontrollierter Hypotension sind von zahlreichen Autoren eingehend tierexperimentell und klinisch untersucht worden [70, 82, 101, 109]. Die im Rahmen der vorliegenden Arbeit erhobenen Befunde stimmen im wesentlichen damit überein und sollen daher nicht weiter diskutiert werden. Klinische Untersuchungen, wie die hier beschriebenen, über die Funktion des linken Ventrikels in kontrollierter Halothan-Hypotension sind hingegen bisher noch nicht veröffentlicht worden.

Halothan führte sowohl bei den untersuchten Tieren als auch bei den Patienten zu einem konzentrationsabhängigen Abfall von Aortendruck, dp/dt_{max} Schlagvolumen-Index und Herzzeitvolumen. Der linksventrikuläre enddiastolische Druck nahm bei den untersuchten Patienten um 31% zu, während bei den Tieren das enddiastolische Volumen abnahm. Der periphere Widerstand und die Herzfrequenz änderten sich bei den Hunden und Menschen nicht wesentlich. Ähnliche, quantitativ jedoch weniger ausgeprägte Veränderungen wurden von Sonntag et al. [101] in klinischen Untersuchungen bei geringerer Senkung des arteriellen Mitteldruckes beobachtet. Die vorliegenden tierexperimentellen Ergebnisse und insbesondere die klinischen Befunde, die ohne Beeinflussung durch eine Prämedikation oder andere Anästhetika erhoben wurden, zeigen, daß Halothan in hoher Konzentration zu einer erheblichen Beeinträchtigung der Funktion des linken Ventrikels mit Abfall des Herzzeitvolumens führt, die ganz überwiegend für den Blutdruckabfall verantwortlich ist. Eine Verminderung des peripheren Widerstandes durch arterioläre Dilatation spielt für den Blutdruckabfall hingegen keine entscheidende Rolle. Halothan wirkt zwar in einigen Gefäßgebieten (Haut, Splanchnikus, Gehirn) vasodilatatorisch, in anderen wiederum jedoch vasokonstriktorisch (Niere, Skelettmuskel), so daß der periphere Gesamtwiderstand insgesamt unverändert bleibt [49, 82, 101].

Der durch Halothan hervorgerufene Abfall des Herzzeitvolumens beruht, bei unveränderter Herzfrequenz, allein auf der Verminderung des Schlagvolumens. Die Größe des Schlagvolumens wird von verschiedenen hämodynamischen Parametern beeinflußt; hierbei sind die enddiastolische Vordehnung der Myokardfasern, die Myokardkontraktilität und der Kreislaufwiderstand von besonderer Bedeutung [98]. In den vorliegenden Patienten-Untersuchungen stieg der linksventrikuläre enddiastolische Druck als Parameter des Preload an; hiernach müßte aufgrund des Frank-Starling-Mechanismus die Pumpleistung des Ventrikels zunehmen. Dies war jedoch nicht der Fall, so daß Preload-Veränderungen nicht die Ursache der Schlagvolumenabnahme sein können. Das gleiche gilt für den Einfluß des peripheren Gefäßwiderstandes, der sich nicht wesentlich änderte. Somit scheint vor allem die Beeinträchtigung der Myokardkontraktilität durch Halothan bei den untersuchten Patienten der entscheidende Grund für die Verminderung des Herzzeitvolumens zu sein. Diese Annahme wird durch den beobachteten Abfall von dp/dt_{max} und den Anstieg von LVEDP gestützt und stimmt mit den Ergebnissen zahlreicher Autoren [47, 49, 70, 82, 101, 109] überein, die am isolierten Herzen, am Papillarmuskel und auch bei Tier und Mensch eine negativ inotrope Wirkung von Halothan festgestellt haben. Die vorliegenden Befunde bestätigen auch die Schlüsse von Prys-Roberts u. Mitarb. [82], die aus ihren tierexperimentellen Untersuchungen folgerten, daß die akute Beeinträchtigung des Kreislaufs durch Halothane charakterisiert ist durch eine primäre Abnahme der Ventrikelentleerung und nicht der Ventrikelfüllung. Zusätzlich könnte jedoch bei den Tieren eine Verminderung des venösen Rückstroms — vermutlich durch venöses Pooling — für die Abnahme des Schlagvolumens mitverantwortlich sein. Hierfür spricht der von uns beobachtete Abfall des enddiastolischen Volumens. Zu ähnlichen Schlußfolgerungen kommt auch Eckenhoff [25].

1.2 Koronardurchblutung und myokardialer O_2-Verbrauch

Bei den untersuchten Tieren nahmen die Koronardurchblutung und der myokardiale Sauerstoffverbrauch während der Hypotension parallel zur Verminderung der Ventrikelfunktion ab. Ähnliche Befunde wurden vor allem von Merin u. Mitarb. [69] beim Hund und Schwein erhoben, während klinische Untersuchungen dieser Parameter unter kontrollierter Hypotension bisher nicht veröffentlicht worden sind.

Die in dieser Arbeit durchgeführten Patientenuntersuchungen bestätigen im wesentlichen die tierexperimentellen Befunde: Unter Halothan-Hypotension nahmen sowohl die Koronardurchblutung als auch der myokardiale Sauerstoffverbrauch stark ab, während der koronare Widerstand sich nicht veränderte. Die Ursache für die Abnahme des myokardialen O_2-Verbrauchs läßt sich übersichtlich anhand des nachstehenden Schemas analysieren, in dem die Determinanten des myokardialen Sauerstoffverbrauchs und ihre Veränderungen unter Halothan-Hypotension dargestellt sind:

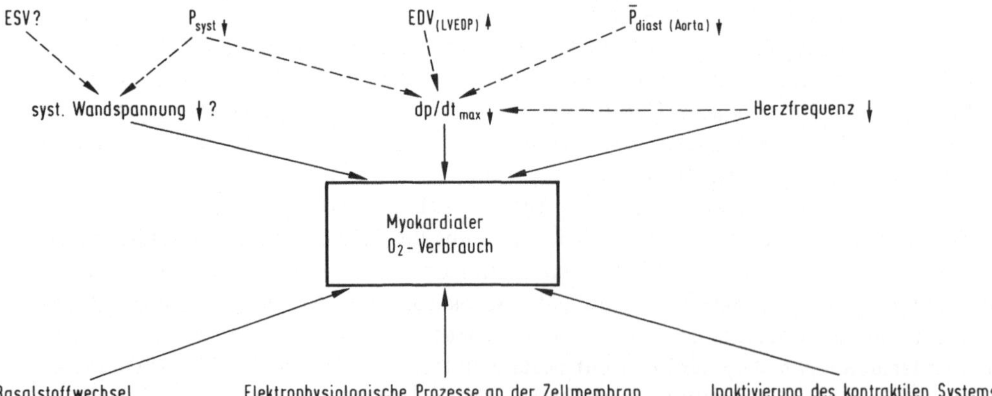

Abb. 19. Schema der Determinanten des myokardialen Sauerstoffverbrauchs und ihre Veränderungen unter Halothan-Hypotension. Im unteren Teil: Determinanten mit geringem Einfluß. Im oberen Teil: die hier interessierenden Hauptdeterminanten des myokardialen O_2-Verbrauchs. ↓ = Abnahme; ↑ = Zunahme (nach Kettler [49])

Aus dem Schema wird ersichtlich, daß der myokardiale O_2-Verbrauch unter Halothan vermindert ist, weil die hämodynamischen Determinanten des myokardialen O_2-Verbrauchs, insbesondere der systolische Aortendruck und dp/dt_{max} im linken Ventrikel, abnehmen. Die Verminderung des O_2-Verbrauchs geht einher mit einer entsprechenden Abnahme der Koronardurchblutung. Hieraus kann man folgern, daß unter Halothan-Hypotension die physiologische Kopplung der Koronardurchblutung an den myokardialen O_2-Bedarf erhalten bleibt. Die Abnahme der Koronardurchblutung verläuft bei unverändertem koronaren Widerstand parallel zum Abfall des koronaren Perfusionsdruckes. Der Anstieg der koronarvenösen O_2-Sättigung und die Verkleinerung der av-DO_2 können sogar als Zeichen für eine gewisse „Luxus-Perfusion" des Myokards angesehen werden. Ähnliche Befunde wurden auch von Sonntag et al. [100] in klinischen Untersuchungen mit verschiedenen Halothankonzentrationen erhoben. Weitere Einzelheiten über die energetische Belastung und die O_2-Versorgung des Herzens werden später bei der vergleichenden Betrachtung der drei drucksenkenden Pharmaka besprochen.

Die myokardiale Substrataufnahme änderte sich während der Hypotension nicht wesentlich im Vergleich zu den Ausgangswerten bei Mensch und Tier; daher lag mit großer Wahrscheinlichkeit keine globale Myokardhypoxie vor. Hierbei müssen die erhobenen Daten vorsichtig interpretiert werden, weil die methodische Streuung relativ groß ist und durch die Multiplikation mit der Durchblutung noch zusätzlich vergrößert wird (die in einer früheren Untersuchung [99] ermittelten Pearsonschen Variabilitätskoeffizienten betrugen für Glucose ± 4,6%, für Lactat ± 26,4% und für die freien Fettsäuren ± 38,2%). Zusammengefaßt ergibt sich aus den vorliegenden Ergebnissen, daß während Halothan-Hypotension bei gesunden Herzen und funktionsfähigem Kreislauf die Koronardurchblutung und die myokardiale Sauerstoffversorgung ausreichend sind.

1.3 Hirndurchblutung und intrakranieller Druck

Die Ausgangswerte der Hirndurchblutung entsprachen in allen untersuchten Hypotensions-Gruppen den von Mitchenfelder und Theye [72] sowie Takeshita et al. [106] für den Hund unter einer Kombinationsnarkose mit Fentanyl/70% Lachgas/30% O_2 oder Morphin/70% Lachgas/30% O_2 + Halothan in niedriger Konzentration angegebenen Werten. Diese Basisnarkose verminderte die Hirndurchblutung und auch, geringer ausgeprägt, den zerebralen Sauerstoffverbrauch. Hierbei kann die Wirkung von 0,4% Halothan auf die Hirndurchblutung und den zerebralen O_2-Verbrauch nach den Untersuchungen von McDowall [68] als gering bezeichnet werden. Sie ist ohnehin nach 20 min Halothan-Zufuhr nicht mehr nachweisbar und kann daher im Zusammenhang mit den vorliegenden Untersuchungsergebnissen vernachlässigt werden.

Über das Verhalten der Hirndurchblutung unter kontrollierter Halothan-Hypotension werden von den einzelnen Autoren widersprüchliche Angaben gemacht.

In der vorliegenden Untersuchung änderte sich die Hirndurchblutung nicht, weil parallel zum Abfall des zerebralen Perfusionsdruckes auf 43 mmHg der zerebrale Gefäßwiderstand um 47% abnahm. Ähnliche Ergebnisse fand auch McDowall [68] beim Hund mit 4% Halothane für die Cortex-Durchblutung, gemessen mit der radioaktiven Inertgas-Clearance-Technik nach Lassen und Ingvar, bei einem arteriellen Mitteldruck von 62 mmHg. Hingegen beobachteten Michenfelder und Theye [70] einen Abfall der Hirndurchblutung um 50% vom Ausgangswert während kontrollierter Hypotension mit einem arteriellen Mitteldruck von 50 mmHg beim Hund. Weiteres Senken des Blutdruckes auf 40 mmHg verminderte die Hirndurchblutung noch zusätzlich.

Unterschiedliche Ergebnisse finden sich auch in klinischen Untersuchungen. Während Wollman et al. [126] bei männlichen Freiwilligen innerhalb eines zerebralen Perfusionsdruckbereiches von 41—81 mmHg unter Halothan keine signifikante Beziehung zwischen Hirndurchblutung und zerebralem Perfusionsdruck feststellen konnten, wurde von Christensen et al. [15] bei jungen Männern ein Abfall der Hirndurchblutung um 18% nach Senkung des Mitteldruckes auf 50% des Ausgangswertes beobachtet.

Die Gründe für diese voneinander abweichenden Befunde sind vermutlich in erster Linie unterschiedliche Ausgangsbedingungen, Narkoseverfahren und Methoden der Hirndurchblutungsmessung. Dennoch stimmen alle Ergebnisse in einem wesentlichen Punkt überein: unter hohen Halothane-Konzentrationen kommt es offensichichtlich nicht zu der von zahlreichen Autoren unter niedrigen Halothane-Konzentrationen beobachteten Steigerung der Hirndurchblutung. Diese Zunahme der Hirndurchblutung unter klinisch gebräuchlichen Halothane-Konzentrationen, die sowohl bei unverändertem wie auch bei erniedrigtem Perfusionsdruck auftritt, beruht nach übereinstimmender Ansicht auf einer hirngefäßdilatierenden Wirkung von Halothan, deren Ausmaß konzentrationsabhängig sein soll [15, 57, 68, 126].

Der Mechanismus der vasodilatierenden Wirkung von Halothan ist unbekannt. Einerseits wird eine direkte Wirkung auf die zerebralen Gefäßmuskel-Zellen angenommen [15, 68], andererseits soll die Dilatation indirekt über vorangehende Veränderungen im Hirnmetabolismus erfolgen [96]. Unter Halothan-Anaesthesie bleibt nach den bisher vorliegenden Befunden [15, 57, 126] die chemische Kontrolle der Hirndurchblutung, d.h. die Ansprechbarkeit der Hirngefäße auf pCO_2 und pO_2 Veränderungen, und auch die Autoregulation gegenüber wechselnden Perfusionsdrucken erhalten. Aus diesem Grunde werden Aussagen über quantitative Beziehungen zwischen Halothan-Konzentration und Ausmaß der Senkung des zerebralen Gefäßwiderstandes erschwert. Denn höhere Halothan-Konzentrationen führen immer zu einem Abfall des arteriellen Blutdruckes, so daß die dann eintretenden Autoregulationsvorgänge im Hirnkreislauf die halothan-induzierte Gefäßdilatation überlagern. Dies gilt naturgemäß in besonderem Maße für die kontrollierte Hypotension.

Es ist daher anhand der vorliegenden Untersuchungsergebnisse nicht möglich, zu entscheiden, ob der Abfall des zerebralen Gefäßwiderstandes vor allem als autoregulative Anpassung an den verminderten Perfusionsdruck anzusehen ist oder mehr auf der halothaninduzierten Gefäßdilatation beruht. Aufgrund der Untersuchungen von McDowall [68] am Hund muß man jedoch annehmen, daß die autoregulative Komponente der Gefäßdilatation bei der in dieser Untersuchung gewählten Halothan-Konzentration eine größere Rolle spielt, denn nach Angaben dieses Autors bewirkt Halothan vor allem im Bereich von 0,5—2 Vol.-% eine konzentrationsabhängige Vasodilatation der Hirngefäße, während ab 2 Vol.-% Halothan die durch den fallenden Perfusionsdruck hervorgerufene Senkung des zerebralen Gefäßwiderstandes überwog.

Die Frage, ob bei dem in der vorliegenden Untersuchung gewählten arteriellen Mitteldruck von 50 mmHg bzw. zerebralem Perfusionsdruck von 43 mmHg die Autoregulation der Hirndurchblutung ohne Einschränkung erhalten bleibt, kann nicht mit letzter Sicherheit entschieden werden. Zwar deutet das Gleichbleiben der Hirndurchblutung während der Hypotension darauf hin; eine endgültige Klärung dieser Vermutung könnte jedoch nur mit dem von einigen Autoren [45, 74] vorgeschlagenen „Autoregulations-Test" herbeigeführt werden. Hierzu wird während der Hypotension bei unveränderter Halothan-Zufuhr mit einem Vasopressor, der selbst keinen direkten Einfluß auf die zerebralen Widerstandsgefäße hat, der Systemblutdruck über mindestens 3 min angehoben. Bei intakter Autoregulation dürfte dann trotz erhöhtem Systemdruck die Hirndurchblutung nach etwa drei Minuten nicht über den während der Hypotension gemessenen Wert ansteigen. Kurzfristige Anstiege innerhalb der ersten Minute sind hierbei als normal anzusehen, weil der Autoregulationsmechanismus mit einer gewissen zeitlichen Verzögerung reagiert.

Durch Messen des intrakraniellen Druckes während der kontrollierten Hypotension können auf indirektem Wege Informationen über Veränderungen des zerebralen Blutvolumens gewonnen werden. Untersuchungen verschiedener Autoren [29, 57, 126] haben ergeben, daß unter Halothan-Narkose der intrakranielle Druck ansteigen kann. Dieser Effekt wird wegen seines raschen Eintretens auf eine Zunahme des intrakraniellen Blutvolumens zurückgeführt [68, 126], zumal nachgewiesen wurde, daß selbst eine dreifache Zunahme der Liquorbildungsrate wegen des geringen Widerstandes gegenüber der Reabsorption den intrakraniellen Druck nur sehr gering steigern würde [23] und somit nicht die Ursache des beobachteten Druckanstieges sein kann.

Für die Zunahme des intrakraniellen Volumens durch Halothan kommen nach McDowall im wesentlichen zwei Gründe infrage: zum einen wird durch die arterioläre Dilatation die Hirndurchblutung gesteigert; zum anderen kommt es zu einer Überfüllung zerebraler Venen aufgrund einer Abflußbehinderung in den starren Hirnsinus und zu größerer Druckübertragung von den dilatierten Arteriolen auf das venöse System. Unter normalen intrakraniellen Verhältnissen fällt jedoch der durch Halothan erhöhte intrakranielle Druck sowohl im Tierexperiment als auch beim Menschen nach einer gewissen Zeit wieder auf die Kontrollwerte zurück, weil verschiedene Kompensationsmechanismen wie Liquorverschiebungen in den Spinalkanal, gesteigerte Liquorabsorption und Verminderung des intrakraniellen Blutvolumens durch den gesteigerten Liquordruck auf die dünnwandigen Venen, auftreten [66, 67]. Vorübergehende Anstiege des intrakraniellen Druckes um mehrere mmHg waren auch in der vorliegenden Untersuchung bei den meisten Tieren während der schrittweisen Erhöhung der Halothan-Konzentration zu beobachten. Die Druckanstiege blieben jedoch innerhalb der allgemein angegebenen Normgrenzen [115] und waren zudem nur für einige Minuten nachweisbar. Eine lineare Beziehung zwischen Druckanstieg und Halothan-Konzentration konnte nicht festgestellt werden. Während und nach der Hypotension änderte sich der intrakranielle Druck nicht wesentlich im Vergleich zu den Ausgangswerten. Hieraus kann man schließen, daß die beschriebenen Kompensationsmechanismen auch unter hoher Halothan-Konzentration so wirksam sind, daß sie einen Druckanstieg kompensieren können. Dies gilt jedoch nur, wie später noch diskutiert wird, bei physiologischen intrakraniellen Verhältnissen.

1.4 Zerebraler Sauerstoffverbrauch

Unter normalen Bedingungen ist der zerebrale Sauerstoffverbrauch ($CMRO_2$) proportional der Bildungsrate von ATP aus ADP und anorganischem Phosphat, d.h. die zerebrale Energieproduktion kann dem zerebralen Sauerstoffverbrauch gleichgesetzt werden [94]. Da die Hirnzellen sehr wahrscheinlich im Überschuß mit O_2 und Glucose versorgt werden, die ATP-Produktion also in gewissen Grenzen unabhängig von der Menge des mit dem Blutstrom angelieferten O_2 und Glucose ist, kann davon ausgegangen werden, daß für diesen Fall der zerebrale Sauerstoffverbrauch auch ein Maß für den zerebralen Energieumsatz ist. Diese Annahme gilt jedoch nur dann, wenn die Hirngewebe ausreichend mit Sauerstoff versorgt werden [93]. Für eine genaue Analyse des zerebralen Energiegleichgewichts sind allerdings direkte Gewebsanalysen, vor allem der Konzentrationen von ATP, ADP und AMP erforderlich; sie sind jedoch mit sehr großen methodischen Schwierigkeiten verbunden [93]. Die Bestimmung des zerebralen Umsatzes von Glucose, Lactat und Pyruvat in der in der vorliegenden Arbeit durchgeführten Weise ermöglicht daher nur sehr begrenzte Aussagen darüber, ob unter kontrollierter Hypotension das zerebrale Energiegleichgewicht gestört ist.

Von der Narkose, die nach Clark und Rosner [16] ein „Zustand der Bewußtlosigkeit ohne unerwünschte somatische oder autonome Reaktionen auf chirurgische Stimuli" ist, wird gewöhnlich angenommen, daß sie mit einer Einschränkung von Hirnfunktion und Hirnmetabolismus einhergehe. Diese Vermutung läßt sich jedoch bei näherer Betrachtung in dieser Weise nicht aufrechterhalten. Vielmehr gibt es zwei Gruppen klinisch gebräuchlicher Anaesthetika [125]: einerseits Substanzen wie Lachgas, Ketamine und Enflurane, die eine kataleptoide Erregung hervorrufen; und andererseits Substanzen wie die Barbiturate und Halothan, die primär durch ZNS-Depression anaesthetisch wirken und von denen man daher, eine funktionierende metabolische Kontrolle vorausgesetzt, neben der Abnahme des zerebralen Sauerstoffverbrauchs eine damit einhergehende Verminderung der Hirndurchblutung erwarten könnte. Dies trifft jedoch nur für die Barbiturate zu [93]. Halothan hingegen steigert in klinischen Dosen die Hirndurchblutung und vermindert gleichzeitig den zerebralen Sauerstoffverbrauch [94].

Dies gilt, wie die hier vorgelegten Befunde zeigen, auch für die kontrollierte Halothan-Hypotension. Zwar blieb die Hirndurchblutung während der Hypotension im Bereich der Ausgangswerte; sie lag jedoch, gemessen am O_2-Bedarf, zu hoch, denn der zerebrale Sauerstoffverbrauch hatte um 19% abgenommen. In gleicher Weise war die arterio-hirnvenöse O_2-Gehaltsdifferenz vermindert. Beide Befunde deuten auf eine gewisse „Luxusperfusion" des Gehirns hin.

Über das Ausmaß der halothan-induzierten Einschränkung des zerebralen Sauerstoffverbrauchs werden in der Literatur sehr unterschiedliche Angaben gemacht. So beobachtete McDowall [68] beim Hund mit 0,5 Vol.-% Halothan + 70% Lachgas einen Abfall der $CMRO_2$ um 14% und mit 2,5 Vol.-% Halothan einen Abfall um 33%. Hingegen nahm in der Untersuchung von Michenfelder et al. [70] die $CMRO_2$ mit 0,5 Vol.-% Halothan um 17% ab und mit 1 Vol.-% zeigte sich keine weitere signifikante Veränderung.

Aus den bisher veröffentlichten Ergebnissen läßt sich nicht mit Sicherheit entnehmen, ob eine lineare Beziehung zwischen Halothan-Konzentration und Abnahme des zerebralen Sauerstoffverbrauchs besteht. Für den unteren Konzentrationsbereich bis 1 MAC Halothan schließen Stullken et al. [103] aufgrund ihrer Untersuchungen diese von McDowall [68] vermutete Beziehung aus. Klinische Untersuchungen mit höheren Halothankonzentrationen werden allerdings durch deren kreislaufdepressive Wirkung erheblich eingeschränkt. Die genaue Ursache der halothan-induzierten Verminderung des zerebralen Sauerstoffverbrauchs ist unbekannt. Allgemein gilt jedoch, daß Halothan die Hirnfunktion einschränkt und dadurch sekundär den Hirnmetabolismus herabsetzt.

Zusammengefaßt ergibt sich: unter Halothan-Hypotension tritt, in ähnlicher Weise wie für das Myokard beschrieben, eine „Luxusdurchblutung" des Gehirns auf. Hieraus folgt, daß Halothan ab einer bestimmten Konzentration die metabolische Kontrolle der Hirndurchblutung beeinträchtigt, d.h. die regulative Anpassung der Hirndurchblutung an den metabolischen Bedarf entkoppelt. Die Sauerstoffversorgung des Gehirns wird bei den in diesen Untersuchungen gewählten arteriellen Mitteldrucken bzw. zerebralen Perfusionsdrucken nicht gefährdet; Zeichen einer zerebralen Ischämie traten nicht auf. Die über die Hypotensionsphase hinaus anhaltende Verminderung des zerebralen Sauerstoffverbrauchs, die in allen untersuchten Gruppen nachweisbar war, beruht auf der langen Narkosedauer und stimmt mit den Befunden anderer Autoren überein [71, 72].

2 Trimethaphan

2.1 Allgemeine Hämodynamik und Ventrikelfunktion

Wie aufgrund der pharmakologischen Eigenschaften des Ganglienblockers Trimethaphan zu
erwarten, waren die physiologischen Veränderunen während der Hypotension sehr variabel.
Dies gilt insbesondere für die Steuerbarkeit der Blutdrucksenkung, die insgesamt unbefrie-
digend verlief. So konnte zwar initial bei den meisten Tieren der arterielle Mitteldruck auf
den angestrebten Wert gesenkt werden; es war jedoch dann bei keinem Tier möglich, diesen
Wert trotz Dosissteigerung über die gesamte Zeit aufrechtzuerhalten. Vielmehr stieg bei den
meisten Tieren der Blutdruck nach Erreichen des angestrebten Wertes von 50 mmHg Mitteldruck auf ein neues Niveau von im Mittel 68 mmHg an, das dann über den gewählten Zeitraum eingehalten werden konnte. Ähnliche Erfahrungen bei Tier und Mensch haben auch
andere Autoren gemacht [2, 17, 36, 103], hingegen war in den Untersuchungen von Hess u.
Mitarb. [41] die Steuerbarkeit gut. Allerdings haben diese Autoren bei der Drucksenkung
auch nur einen mittleren Aortendruck von 60 mmHg angestrebt und zudem die Hypotension
lediglich für 20 min aufrecht erhalten.

Diese unerwünschten Eigenschaften von Trimethaphan lassen sich vor allem auf dessen
komplexe pharmakologische Wirkung zurückführen. Der Blutdruckabfall wird primär durch
Blockierung sympathischer Ganglien [118] und vielleicht teilweise durch direkte Vasodilatation hervorgerufen [52].

Die Ganglienblockade führt zur Dilatation der Widerstandsgefäße mit nachfolgender Abnahme des peripheren Gefäßwiderstandes, die auch in den vorliegenden Untersuchungen
nachweisbar war. Allerdings hängt das Ausmaß der arteriolären Dilatation und des Blutdruckabfalls vor allem vom Ausgangstonus des Sympathikus ab [118]. So fanden einige
Untersucher bei wachen unprämedizierten Patienten nur einen geringen Blutdruckabfall
nach Trimethaphan [75], während bei anaesthesierten Patienten viel stärkere Blutdruck-
abfälle nachweisbar waren [55]. Hierbei spielt wahrscheinlich auch die Art der Narkose eine
wichtige Rolle.

Die kardiovaskulären Veränderungen während der Trimethaphan-Hypotension waren in
der vorliegenden Untersuchung durch vielfältige physiologische Gegenregulationen gekennzeichnet. Nach Erreichen des angestrebten Mitteldruckes nahmen peripherer Widerstand,
Schlagvolumen-Index, Herzzeitvolumen und dp/dt_{max} zunächst ab; im weiteren Verlauf
der Hypotension normalisierten sich das Herzzeitvolumen und dp/dt_{max} wieder, während
arterieller Mitteldruck und peripherer Widerstand auf ein neues, jedoch weiterhin erniedrig-
tes Plateau anstiegen. Von einigen Autoren wird eine Sensibilisierung der Rezeptoren gegenüber Adrenalin und Noradrenalin als Ursache dieser Tachyphylaxie diskutiert [55, 90]. Meist
geht die Tachyphylaxie mit einer hohen Herzfrequenz einher [52, 55, 90].

Die Herzfrequenz blieb in unseren Untersuchungen während der gesamten Hypotension
um nahezu 100% vom Ausgangswert erhöht. Herzfrequenzanstiege ähnlichen Ausmaßes werden auch von anderen Autoren beschrieben [41, 52, 70], während Wang et al. [119] beim
Hund eine Abnahme von 12% beobachteten. Allerdings führten diese Autoren den mit
Chloralose anaesthesierten Tieren das Trimethaphan bei einer Ausgangsfrequenz von
169/min zu, so daß hier initial ein sehr hoher Sympathikotonus vorgelegen haben muß. Fre-
quenzanstiege werden von einigen Autoren auf eine Blockade des Herzvagus zurückgeführt
[90, 118], in der vorliegenden Untersuchung spielte jedoch sicher die aufgetretene Tachyphylaxie eine wichtige zusätzliche Rolle. Die anfänglich zu beobachtende Verminderung des

Herzzeitvolumens beruht auf einer starken Abnahme des Schlagvolumens. Sie konnte trotz begleitender Tachykardie nicht kompensiert werden.

Ursache des Schlagvolumenabfalls könnte eine Verminderung des Preload durch Venodilatation mit nachfolgendem venösen Pooling sein; daneben spielt wahrscheinlich eine vorübergehende Abnahme der Kontraktilität eine Rolle. Hierfür spricht der anfängliche Abfall des Kontraktilitätsparameters dp/dt_{max}, der trotz starker Frequenzzunahme auftrat. Der Grund hierfür ist vermutlich eine Verminderung von Pre- und Afterload und nicht eine direkte myokarddepressive Wirkung des Trimethaphan. So konnten auch verschiedene Untersucher eher einen direkten positiv inotropen Effekt von Hexamethonium und Trimethaphan auf den Papillarmuskel der Katze und am isolierten Hundeherzen nachweisen [75, 118], den sie auf die Blockade parasympatischer Ganglien im Herzen zurückführten, weil die inotrope Wirkung durch Applikation von Atropin wieder aufgehoben werden konnte. Es scheint jedoch, daß die myokardstimulierenden Effekte von Trimethaphan in vivo durch sekundäre Einflüsse auf das Herz überspielt werden.

2.2 Koronardurchblutung und myokardialer O_2-Verbrauch

Im Verlauf der 30minütigen Hypotension nahmen Koronardurchblutung, arterio-koronarvenöse O_2-Differenz und myokardialer Sauerstoffverbrauch leicht zu, jedoch waren diese Veränderungen statistisch nicht signifikant. Der koronare Widerstand und der koronare Perfusionsdruck nahmen gleichzeitig ab. Ähnliche Ergebnisse sind auch von Hess u. Mitarb. [41] sowie Wang et al. [119] beim Hund gefunden worden. Untersuchungen der Koronardurchblutung des Menschen unter Trimethapan-Hypotension liegen bisher nicht vor.

Der myokardiale Sauerstoffverbrauch und Substratumsatz änderten sich während der Hypotension trotz Anstieg der Herzfrequenz nicht wesentlich, weil offensichtlich die Abnahme des Afterload und der myokardialen Wandspannung dem frequenzbedingten Mehrbedarf entgegenwirkten. Insgesamt zeigen die vorliegenden Ergebnisse, daß unter Trimethaphan-Hypotension die regulative Anpassung der Koronardurchblutung an den myokardialen Sauerstoffbedarf erhalten bleibt. Vergleicht man allerdings die Angaben aus der Literatur [52, 75, 119], so findet man sehr unterschiedliche Ergebnisse. Sie beruhen vermutlich im wesentlichen auf ungleichen Ausgangsbedingungen aber auch unterschiedlichen Anaesthesieverfahren.

2.3 Hirndurchblutung und intrakranieller Druck

Das Verhalten der Hirndurchblutung unter kontrollierter Hypotension mit Trimethaphan ist experimentell und auch klinisch bisher noch wenig untersucht worden, obwohl die Substanz gegenwärtig, besonders in den angloamerikanischen Ländern, mit zu den gebräuchlichsten Pharmaka für die kontrollierte Blutdrucksenkung im Bereich der Anaesthesiologie gehört [2, 17, 31, 32]. Die wenigen veröffentlichten Befunde sind nicht einheitlich.

In der vorliegenden Untersuchung änderte sich die Hirndurchblutung trotz abfallendem Perfusionsdruck nicht, weil gleichzeitig der zerebrovaskuläre Widerstand abnahm[4]. Hieraus

---

4 Der vorübergehend aufgetretene leichte Anstieg des p_aCO_2 dürfte ohne Einfluß auf die Hirndurchblutung geblieben sein, weil im hier gewählten Druckbereich um 50 mmHg die Ansprechbarkeit der Hirngefäße gegenüber p_aCO_2 ohnehin aufgehoben ist [63].

kann man mit einiger Wahrscheinlichkeit schließen, daß Trimethaphan keine wesentliche vasodilatatorische Wirkung, sei es durch präganglionäre Sympathikusblockade oder direkte Beeinflussung der Gefäßmuskelzelle, im Bereich des Hirnkreislaufs besitzt, denn sonst wäre eher eine stärkere Abnahme des zerebrovaskulären Widerstandes mit Hirndurchblutungssteigerung zu erwarten. Dieser Befund stimmt danach mit der allgemein akzeptierten Auffassung überein, daß unter physiologischen Bedingungen der neurogenen Kontrolle des Hirnkreislaufs nur eine untergeordnete Bedeutung zukommt [56, 63] und somit durch eine pharmakologisch induzierte Symapthikusblockade auch keine Beeinflussung der Hirndurchblutung auftreten wird.

Es ist jedoch aufgrund der vorliegenden Ergebnisse nicht auszuschließen, daß Trimethaphan unter speziellen pathologischen Bedingungen dennoch eine dilatatorische Wirkung auf die Hirngefäße hat. So beobachteten Lluch u. Mitarb. [62] bei nicht anaesthesierten Ziegen einen Abfall der Hirndurchblutung um 60% durch elektrische Stimulierung zervikaler Sympathikusfasern; hingegen blieb bei gleichzeitiger Infusion von Trimethaphan die Hirndurchblutung im Bereich der Kontrollwerte. Die Autoren folgern hieraus, daß unter bestimmten Verhältnissen, wie z.B. einer hämorrhagisch induzierten Hypotension, die mit einem stark erhöhten Sympathikotonus einhergeht, Trimethaphan durch seine präganglionäre sympathikusblockierende Wirkung die Hirngefäße erweitern und die durch Vasokonstriktion eingeschränkte Hirndurchblutung verbessern kann. Lassen [57] bestreitet jedoch, daß Trimethaphan eine die Hirngefäße dilatierende Wirkung besitze und führt Änderungen der Hirndurchblutung auf direkte Einflüsse wie z.B. Änderungen des systemischen Blutdrucks zurück. Diese Annahme wird durch unsere tierexperimentellen Befunde sowie durch klinische Untersuchungen von Finnerty et al. [28] und Moyer u. Morris [77] unterstützt. Diese Autoren konnten keine Änderung der Hirndurchblutung unter Trimethaphan-Hypotension bei ihren Patienten feststellen. Allerdings muß bei der Interpretation ihrer Befunde beachtet werden, daß die Untersuchungen nicht in Narkose erfolgten.

Indirekte Hinweise für eine unveränderte Hirndurchblutung unter Trimethaphan-Hypotension haben auch Turner et al. [114] gefunden: bei ihren Patienten veränderte sich der in einem Seitenventrikel gemessene intrakranielle Druck nicht. Hieraus schlossen die Autoren, daß keine Veränderungen des intrakraniellen Blutvolumens durch vermehrte Hirndurchblutung aufgetreten war. Diese Befunde stimmen mit den hier vorliegenden Ergebnissen überein: der intrakranielle Druck änderte sich in unseren Untersuchungen während der Hypotension mit Trimethaphan nicht wesentlich.

Im Gegensatz zu den beschriebenen Ergebnissen stehen jedoch die Befunde von Stoyka et al. [103], die bei einem durch Trimethaphan induzierten Abfall des zerebralen Perfusionsdruckes auf 60 mmHg eine Verminderung der Hirndurchblutung und des zerebralen Sauerstoffverbrauchs beobachteten; bei einem weiteren Abfall des zerebralen Perfusionsdruckes auf 50 mmHg waren bereits Zeichen der zerebralen Hypoxie nachweisbar. Diese Befunde sind schwer zu deuten, vor allem, weil die Narkose bei den unprämedizierten Hunden mit Ketamine aufrecht erhalten wurde, einer Substanz, die selbst eine ausgeprägte Wirkung im Sinne einer Steigerung auf Hirndurchblutung und -metabolismus hat [56, 94]. Der zerebrale Gefäßwiderstand änderte sich bei den untersuchten Tieren nicht; hieraus schließen die Autoren auf eine gestörte Autoregulation. Einen Abfall der Hirndurchblutung unter Trimethaphan-Hypotension bei einem Mitteldruck von 50 mmHg haben auch Michenfelder u. Theye [70] beim Hund beobachtet.

2.4 Zerebraler Sauerstoffverbrauch

Der zerebrale Sauerstoffverbrauch und der Substratumsatz blieben in gleicher Weise wie die
Hirndurchblutung während der Trimethaphan-Hypotension unverändert, ebenso die arterio-
hirnvenöse O_2-Differenz. Trimethaphan scheint somit keinen Einfluß auf den zerebralen
Sauerstoffverbrauch zu haben. Diese Befunde stimmen mit denen von Finnerty et al. [28]
sowie Moyer u. Morris [77] beim Menschen beobachteten im wesentlichen überein. Michenfelder und Theye [70] fanden hingegen in einer vergleichenden Untersuchung verschiedener
Hypotensionsverfahren eine Abnahme des zerebralen Sauerstoffverbrauchs unter Trimethaphan-Hypotension zusammen mit einer Verminderung der Hirndurchblutung bei einem
arteriellen Mitteldruck von 40 mmHg und diskutieren einen direkten toxischen Effekt von
Trimethaphan. Bei Mitteldrucken von 50 mmHg konnten die Autoren in Übereinstimmung
mit unseren Befunden keine Veränderungen des zerebralen Sauerstoffverbrauchs nachweisen.

Insgesamt scheint somit der Schluß gerechtfertigt, daß unter Trimethaphan-Hypotension
bis zu einem zerebralen Perfusionsdruck von etwa 40 mmHg keine Veränderungen der Hirndurchblutung und des zerebralen Sauerstoffverbrauchs auftreten und die Autoregulation der
Hirndurchblutung erhalten bleibt.

3 Nitroprussid-Natrium (NPN)

3.1 Allgemeine Hämodynamik und Ventrikelfunktion

Die Wirkungen von NPN auf die allgemeine Hämodynamik von Tier und Mensch sind von
zahlreichen Autoren untersucht worden [1, 41, 70, 74, 86, 91]. Die Ergebnisse der vorliegenden tierexperimentellen Untersuchungen stimmen im wesentlichen damit überein. Der NPN-
induzierte Blutdruckabfall ging mit einem erheblichen Abfall des peripheren Widerstandes
einher und beruht auf der direkten gefäßmuskel-relaxierenden Wirkung von NPN.

Zentraler Venendruck, mittlerer Pulmonalarteriendruck, linksventrikuläres enddiastolisches Volumen (EDV) und Schlagvolumen-Index (SV-I) nahmen ab. Das Herzzeitvolumen
fiel zwar initial ab, normalisierte sich jedoch im Verlauf der Hypotension wieder, während
dp/dt_{max} über die gesamte Hypotensionszeit leicht erniedrigt war. Die Herzfrequenz blieb
während der gesamten Hypotension stark erhöht.

Herzfrequenzanstiege dieses Ausmaßes sind beim Hund auch von anderen Autoren beobachtet worden [1, 41, 108]. Sie standen bei den in dieser Arbeit untersuchten Hunden in
deutlicher Beziehung zum Grad des Blutdruckabfalls. Durch β-Blockade mit 0,2 mg/kg Propranolol konnte der Frequenzanstieg in einer zusätzlich untersuchten Gruppe um rund 40%
im Vergleich zur nicht mit Propranolol behandelten Gruppe gesenkt werden; allerdings soll
eine vollständige Beseitigung bzw. Verhinderung der Tachykardie auch durch komplette
β-Blockade nicht ganz erreicht werden können [1, 2]. Die Tachykardie wird beim Hund in
erster Linie durch das Barorezeptoren-System vermittelt [4]. Diese Autoren haben bei den
von Ihnen untersuchten Hunden von NPN-Zufuhr die Vagusnerven am Hals durchtrennt,
die Carotis-Sinus isoliert und unabhängig vom Systemdruck mit konstantem Druck perfun-
diert; es zeigte sich danach, daß unter NPN-Infusion nunmehr keine Veränderung der Herzfrequenz auftrat.

Herzfrequenzanstiege als unerwünschte Nebenwirkung sind durchweg auch beim Menschen von den meisten Autoren beobachtet worden und waren auch bei den von uns unter-

suchten Patienten regelmäßig nachweisbar; sie erreichten allerdings nur selten ein solches
Ausmaß wie beim Hund. Insofern könnte es sich um eine speziestypische Reaktion handeln.
Der Grad des Herzfrequenzanstiegs scheint deutlich von der Art der verwendeten Anaesthetika und Adjuvantien sowie der Narkose-Tiefe abzuhängen. So soll eine Halothan-Narkose
beim Hund nicht nur den Frequenzanstieg mindern, sondern auch den NPN-Dosis-Bedarf
herabsetzen [2, 5]; diese Beobachtung gilt jedoch zumindest für die von uns mit Halothan
0,4%/Fentanyl/Lachgas 70% : Sauerstoff 30% durchgeführte Basisnarkose nicht. Auch
konnte eine zusätzliche β-Blockade, im Gegensatz zu den Befunden anderer Autoren [5,
18], den Dosis-Bedarf und damit die Toxizitätsgefahr nicht vermindern.

Neben der Tachykardie war in den vorliegenden Untersuchungen beim Hund und
auch bei den Patienten regelmäßig eine weitere unerwünschte Nebenwirkung zu beobachten: um das vorgewählte Hypotensionsniveau zu halten, mußte nach anfangs guter Ansprechbarkeit auf NPN die Dosis ständig gesteigert werden, so daß bei Fortführen der Hypotension
über die gewählten 30 Minuten hinaus u.U. mit toxischen Wirkungen hätte gerechnet werden
müssen. Für diese zunehmende Resistenz gegen NPN, die beim Menschen nicht so häufig sein
soll [18] könnten aufgrund experimenteller Untersuchungen zwei Ursachen maßgeblich sein:
so fanden Miller [76] bei der Ratte und Viras et al. [117] beim Menschen unter NPN-Hypotension eine Aktivierung des Renin-Angiotension-Systems, die teilweise antagonistisch zur
induzierten Blutdrucksenkung wirkte. Andererseits konnten Grayling et al. [37] an isolierten Aortenstreifen eine antagonistische Wirkung des aus NPN entstehenden Zyanids zu der-
jenigen von NPN beobachten; dieser Mechanismus dürfte allerdings nur bei Anhäufung von
Zyanid infolge ungenügender Metabolisierung eine Rolle spielen z. B., wenn Sulfhydryl-
Gruppen in ungenügendem Maße zur Verfügung stehen — eine Situation, die beim Patienten sicher selten ist.

In der Literatur finden sich unterschiedliche Angaben über das Verhalten des Herzzeitvolumens unter NPN-Hypotension; sie reichen von Abnahme [91, 119], keine Veränderung
[41, 104] bis Zunahme [86, 89]. Auch bei den hier vorliegenden Untersuchungen war eine
große Variabilität zu beobachten: bei den meisten Tieren blieb das HZV trotz Abnahme des
Schlagvolumens durch die kompensierende Tachykardie unverändert, während bei einigen
Tieren auch erhebliche Anstiege auftraten. Bei den untersuchten neurochirurgischen Patienten stieg das HZV ebenfalls deutlich an. Bemerkenswert ist, daß auch bei den mit 0,2 mg/kg
Propranolol behandelten Tieren im Verlauf der Hypotension das HZV anstieg; ähnliche Er-
gebnisse finden sich in Arbeiten anderer Autoren [1, 86] auch mit höherer Propranolol-
Dosen.

Diese Befunde zeigen, daß beim Hund, abgesehen von der deutlich geringeren Frequenzsteigerung, die zusätzlichen hämodynamischen Veränderungen durch relativ hohe Proprano-
lol-Dosen unter NPN-Hypotension nicht wesentlich modifiziert werden. Einzelberichte mit
ähnlichen Ergebnissen liegen auch für den Menschen vor [6]. Insgesamt scheinen die sehr
variablen Reaktionen des Herzzeitvolumens während der NPN-Hypotension auf die unterschiedliche Ausgangslage des Herz-Kreislauf-Systems zurückführbar zu sein. Eine wichtige
Rolle spielen hier wiederum sicher die Art der verwendeten Anaesthetika, Narkose-Tiefe,
Blutgaswerte, Zustand des Myokards sowie Speziesunterschiede.

Der in den vorliegenden Untersuchungen zu beobachtende Abfall von LVEDP, end-
diastolischem Volumen und endsystolischem Volumen ist durch die erhebliche Tachykardie bedingt. Der Abfall von zentralem Venendruck, mittlerem Pulmonalarteriendruck
und LVEDP kann als Zunahme des Volumens der Kapazitätsgefäße (venöses Pooling) hervorgerufen durch NPN-induzierte Venodilatation gedeutet werden. Der leichte Abfall des

Kontraktilitätsparameters dp/dt_{max} war offensichtlich durch eine Verminderung der Vor- und Nachbelastung des Herzens bedingt und wurde durch die Frequenzinotropie nicht kompensiert. Einen direkten Einfluß von NPN auf die Kontraktilität des Myokards schließen die meisten Untersucher [1, 41, 74] aus. Braunwald [9] hat darauf hingewiesen, daß Veränderungen der Kontraktilität nur anhand von Indices beurteilbar seien, die unabhängig von Preload oder Afterload sind. Adams, Clarke et al. [82] haben hierzu näherungsweise den Parameter max. LV dp/dt/IP gewählt, der sich in ihren Untersuchungen der NPN-Hypotension nicht änderte. Gegenwärtig bestehen jedoch große Zweifel, ob es überhaupt einen von anderen Größen unabhängigen Kontraktilitätsparameter gibt. Aus diesem Grund haben wir uns auf die Auswertung der für den myokardialen O_2-Verbrauch wichtigen maximalen Druckanstiegsgeschwindigkeit beschränkt. Insgesamt ergibt sich aus den vorliegenden Befunden zusammen mit denjenigen anderer Autoren, daß die durch NPN bewirkten hämodynamischen Veränderungen primär nicht durch direkte Beeinflussung des Herzens hervorgerufen werden, sondern vielmehr sekundäre Folgen der Beeinflussung des peripheren Kreislaufs sind.

3.2 Koronardurchblutung und myokardialer O_2-Verbrauch

Die Koronardurchblutung nahm unter NPN-Hypotension trotz abfallendem Perfusionsdruck zu. Während der koronare Widerstand ebenfalls stark abnahm, verringerte sich gleichzeitig die av-DO_2. Anstiege der Koronardurchblutung, auch bei geringeren als den hier verwendeten Dosen, sind von anderen Autoren ebenfalls beobachtet worden [41, 86, 89]. Prinzipiell führen arterielle Druck- und dp/dt_{max}-Senkung zu einer Minderung des myokardialen Sauerstoffbedarfs.

In der vorliegenden Untersuchung blieb der myokardiale O_2-Bedarf jedoch unverändert, weil die Herzfrequenzsteigerung als eine der Hauptdeterminanten des myokardialen O_2-Bedarfs erheblich anstieg und der Senkung des Energiebedarfs entgegenwirkte. Insgesamt muß die Steigerung der Koronardurchblutung bei abnehmender av-DO_2 und unverändertem myokardialen O_2-Verbrauch als „Luxusperfusion" gedeutet werden, hervorgerufen durch die erhebliche direkte koronardilatierende Wirkung von NPN. Zwar kommt es unter den vorliegenden experimentellen Bedingungen zu keiner Gefährung der Sauerstoffversorgung des Herzens, die regulative Anpassung der Koronardurchblutung an den myokardialen Metabolismus ist jedoch durch NPN in ähnlicher Weise wie bei anderen echten Koronardilatationen (z.B. Dipyridamol) gestört. Die myokardiale Substrataufnahme änderte sich nicht wesentlich, so daß kein Hinweis auf eine anaerobe Energiegewinnung des Herzens vorliegt.

Warum die Koronardurchblutung vom Metabolismus abgekoppelt wird und bei unverändertem Herzzeitvolumen zunimmt, bleibt letztlich unklar. Eine wichtige Rolle scheint jedoch die unterschiedliche Barorezeptorenkontrolle einzelner Gefäßgebiete zu spielen. So weisen denn Untersuchungen von Bagshaw et al. [4] darauf hin, daß während NPN-Hypotension die regionale Durchblutung sehr unterschiedlich verläuft: in einigen Gefäßgebieten nimmt sie zu, in anderen hingegen ab und zwar unabhängig von Herzzeitvolumen und systemischem Blutdruck. Es ist unwahrscheinlich, daß es sich hierbei um eine unterschiedliche Ansprechbarkeit der einzelnen Gefäßgebiete auf die direkte NPN-Wirkung handelt; vielmehr liegen nach Bagshaw aktive Veränderungen unter Vermittlung des autonomen Nervensystems vor.

3.3 Hirndurchblutung und intrakranieller Druck

Für zahlreiche Anaesthesiologen ist Nitroprussid-Natrium gegenwärtig das Mittel der Wahl zur kontrollierten Blutdrucksenkung bei intrakraniellen Eingriffen [31, 32, 35, 111]. Diese Bevorzugung ist insofern überraschend, als die bisher vorliegenden experimentellen und klinischen Befunde über das Verhalten der Hirndurchblutung und des intrakraniellen Druckes während und nach Zufuhr dieser Substanz sehr unterschiedlich sind und insgesamt nicht ausreichen, um NPN als sichere Droge für die kontrollierte Blutdrucksenkung in der Neurochirurgie zu bezeichnen.

In der vorliegenden experimentellen Untersuchung nahm die Hirndurchblutung während der Hypotension mit einem zerebralen Perfusionsdruck von 42 mmHg um rund 32% zu, während der zerebrale Gefäßwiderstand wesentlich stärker als in den beiden anderen Gruppen abnahm. 30 min nach Beendigung der Hypotension lag die Hirndurchblutung bei angestiegenem Perfusionsdruck und noch deutlich erniedrigtem zerebralen Gefäßwiderstand um 68% über dem Ausgangswert. Der intrakranielle Druck stieg während der Hypotension an und nahm auch nach der Hypotension mit steigendem Perfusionsdruck weiter zu.

Die Wirkungen von NPN auf den Hirnkreislauf der untersuchten Patienten waren nicht einheitlich: während sich bei 7 der 9 Patienten die Hirndurchblutung unter und nach der Hypotension nicht veränderte, war bei 2 Patienten während der NPN-Infusion ein Anstieg der Hirndurchblutung zu beobachten.

Aus den experimentellen Befunden kann gefolgert werden, daß NPN durch seine dilatatorische Wirkung auf die Hirngefäße die Autoregulation der Hirndurchblutung beim Hund aufhebt. Auch beim Menschen kann NPN die Autoregulation beeinträchtigen, wie die Zunahme der Hirndurchblutung bei den 2 Patienten zeigt. Eine Beeinträchtigung der Autoregulation kann aber auch bei den übrigen 7 Patienten, deren Hirndurchblutung unverändert blieb, nicht mit Sicherheit ausgeschlossen werden, denn aufgrund hämodynamischer Überlegungen wird die Hirndurchblutung bei unverändertem Herzzeitvolumen konstant bleiben, wenn zerebraler und peripherer Gefäßwiderstand sich während der NPN-Zufuhr in gleichem Ausmaß ändern. Der bei den Tieren und den 2 Patienten zu beobachtende Anstieg des Herzzeitvolumens zusammen mit der Umverteilung des systemischen Blutflusses könnte das Ergebnis einer Kombination von gesteigerter Sympathikusaktivität mit spezifischen alpha- und β-adrenergen Wirkungen und den nichtselektiven vasodilatierenden Eigenschaften von NPN sein. Der sehr hohe NPN-Bedarf bei den Tieren und den beiden Patienten könnte, zumindest teilweise, durch eine erhöhte Plasmarenin- und Katecholaminaktivität erklärt werden, die den vasodilatierenden Eigenschaften von NPN entgegenwirken. Wie bereits erwähnt, weisen neuere Untersuchungen denn auch darauf hin, daß das Renin-Angiotensin-System eine wichtige Rolle während der NPN-Hypotension spielt. So fanden Khambatta et al. [50] bei Patienten, die an Aneurysmen der zerebralen Gefäße operiert wurden, eine erhöhte Plasmareninaktivität unter der kontrollierten Hypotension mit NPN. Angiotensin wiederum, dessen Synthese durch Renin initiiert wird, besitzt starke direkte und indirekte vasokonstriktorische Wirkungen, die am stärksten in den Gefäßgebieten von Haut, Splanchnikus und Nieren ausgeprägt sind. Im Bereich des Hirnkreislaufs besteht nur eine schwache vasokonstriktorische Wirkung. Somit könnten hohe Angiotensin-Spiegel, ausgelöst durch hohe Dosen NPN, die Umverteilung des Blutflusses zum Gehirn (bei gestörter Autoregulation der Hirndurchblutung) hervorrufen.

Die Autoregulation der Hirndurchblutung ist auch in der unmittelbaren Posthypotensionsphase bei den Tieren noch nachhaltig gestört, wie der weitere Anstieg der Hirndurchblutung und des intrakraniellen Druckes parallel zum Anstieg der Perfusionsdruckes beweisen. Dies zeigt, daß im Gegensatz zum Systemkreislauf, die Wirkung von NPN auf die Hirngefäße auch nach Unterbrechung der Zufuhr noch andauert. Warum die Hirngefäße ihre Reaktivität langsamer wiedererlangen als die peripheren Gefäße ist bisher noch unklar; daß es sich nicht um einen für den Hund spezifischen Effekt handelt, zeigen die Ergebnisse anderer Autoren, die bei Affen [22] und Ziegen [45] aber auch beim Menschen [12, 114] Störungen der Autoregulation gefunden haben, die über die reine NPN-Zufuhr hinaus andauerten.

Veränderungen der Hirndurchblutung, der Autoregulation und des intrakraniellen Druckes in der hier beschriebenen Weise sind auch von einigen anderen Autoren unter experimentellen aber auch klinischen Bedingungen gefunden worden. So beobachteten Invankovich et al. [45] bei der wachen und auch bei der mit Halothan anaesthesierten Ziege einen Anstieg der Hirndurchblutung unter NPN-Infusion, den sie auf eine Störung der Autoregulation zurückführen. Die Autoren konnten insbesondere bei wachen Ziegen abrupte Hirndurchblutungssteigerungen im Zusammenhang mit Anstiegen des systemischen Blutdrucks durch Angiotension-Zufuhr während der NPN-Infusion feststellen. Die Effekte von NPN auf die Hirndurchblutung waren unter Halothananaesthesie stärker, weil, wie die Autoren vermuten, die Gefäße bereits durch Halothan in gewissem Ausmaß dilatiert waren. Es bestand eine deutliche Beziehung zwischen NPN-Dosis und Hirndurchblutungssteigerung. Indirekte Hinweise auf eine Steigerung der Hirndurchblutung fanden andere Autoren in klinischen Untersuchungen. Cottrell et al. [21] beobachteten eine Zunahme des intrakraniellen Druckes durch NPN bei Patienten mit gefäßreichen Hirntumoren um 86% vom Ausgangswert bei Senkung des zerebralen Perfusionsdruckes auf 43 mmHg durch NPN. Diese Veränderungen werden von den Autoren auf eine starke Abnahme des zerebralen Gefäßwiderstandes durch NPN zurückgeführt.

Ähnliche Druckanstiege wurden auch von Turner et al. [114] in der initialen Hypotensionsphase mit NPN bei neurochirurgischen Patienten nachgewiesen, während bei einer Vergleichsgruppe mit Trimethaphan keine Veränderungen des intrakraniellen Druckes auftraten. Ursache der Druckanstiege ist nach Meinung der Autoren die direkte vasodilatatorische Wirkung von NPN. Nicht bei allen Untersuchungen war die Störung der Autoregulation auch mit einer Steigerung der Hirndurchblutung verbunden. So fanden Crockard et al. [22] bei Rhesusaffen einen Abfall der Hirndurchblutung um 16% bei Senkung des Ausgangsblutdrucks um 5%; bei weiterer Senkung um 30 mmHg fiel bei einigen Tieren die Hirndurchblutung sogar mit 16 ml/min · 100 g in einen kritischen Bereich ab.

Die Autoren erklären diesen Befund mit einem „kompletten Verlust der Autoregulation". Die Ergebnisse von Crockard sind schwierig zu interpretieren: die Tiere wurden mit Phencyclidine anaesthesiert, einer Substanz, die selbst ausgeprägte Wirkungen auf Hirndurchblutung und Hirnstoffwechsel hat [56]; außerdem waren die Tiere mit einem mittleren Ausgangs-pCO_2 von 30 mmHg vor Untersuchungsbeginn bereits deutlich hyperventiliert. In einer klinischen Untersuchung an wachen, neurologisch erkrankten Patienten fanden die gleichen Autoren [12] ebenfalls einen Abfall der Hirndurchblutung um 16% zusammen mit einem Abfall des arteriellen Mitteldruckes um 17% unter NPN-Infusion. Die Autoren führen diese Befunde darauf zurück, daß NPN ihrer Meinung nach die extrazerebralen Gefäße mehr dilatiere als die zerebralen und somit ein kleinerer Anteil des Herzzeitvolumens als unter Normalbedingungen zum Gehirn fließe. Auch diese Ergebnisse können nur sehr vorsichtig interpretiert werden, weil keine Messungen des HZV vorliegen und zudem die arteriellen pCO_2-Werte während der Versuchsbedingungen zwischen 17 und 43 mmHg bei den einzelnen Patienten schwankten.

Einen Abfall der Hirndurchblutung unter NPN-Hypotension mit Störung der Autoregulation beobachteten auch Keany et al. [48] beim Affen und Michenfelder et al. [70] beim Hund, wobei in den Untersuchungen von Michenfelder die Abnahme der Hirndurchblutung, wie der Autor bemerkt, möglicherweise auf eine Zyanid-Intoxikation zurückzuführen ist. Keine wesentliche Veränderung der Hirndurchblutung und der Autoregulation sind von Stoyka et al. [103] bei Hunden unter NPN-Hypotension beobachtet worden. Allerdings führten die Autoren keinen „Autoregulations-Test" durch. Ähnliche Ergebnisse wie die von Stoyka werden von Fitch et al. [30] für Affen mitgeteilt.

Die beschriebenen unterschiedlichen Befunde der einzelnen Autoren sind schwierig zu interpretieren. Neben möglichen Spezies-Unterschieden spielen sicher Variationen der Anaesthesie-Technik und der Ausgangsbedingungen eine wichtige Rolle. Insgesamt deuten unsere Befunde, zusammen mit denen anderer Autoren, jedoch daraufhin, daß unter NPN und unmittelbar nach der Zufuhr die Autoregulation der Hirndurchblutung nachhaltig gestört ist. Hierdurch kann die Hirndurchblutung so sehr zunehmen, daß ein intrakranieller Druckanstieg, u.U. bis in den pathologischen Bereich, auftritt. Die klinische Bedeutung dieser Befunde wird später diskutiert.

3.4 Zerebraler Sauerstoffverbrauch

In der vorliegenden experimentellen Untersuchung nahm bei einem zerebralen Perfusionsdruck von rund 40 mmHg der zerebrale Sauerstoffverbrauch unter der Hypotension um 28% des Ausgangswertes ab, während sich die arterio-hirnvenöse Sauerstoffgehaltsdifferenz um 40% verminderte. Der zerebrale Umsatz der Substrate Glucose, Lactat und Pyruvat änderte sich insgesamt nur unwesentlich. Bei den untersuchten Patienten waren keine wesentlichen Veränderungen des zerebralen Sauerstoffverbrauchs während und nach NPN-Hypotension zu beobachten.

Eine Abnahme des zerebralen Sauerstoffverbrauchs wie bei den hier untersuchten Tieren fanden auch Michenfelder et al. [70] bei ihren Untersuchungen an Hunden. Bei einem zerebralen Perfusionsdruck von 30 mmHg beobachteten die Autoren zusammen mit der Verminderung der $CMRO_2$ eine ausgeprägte metabolische Azidose, eine Lactatazidose im Hirngewebe sowie eine Abnahme der zerebralen Energiespeicher und einen starken Abfall der Hirndurchblutung. Bei einem Perfusionsdruck von 40 mmHg waren die Veränderungen weniger ausgeprägt.

Die Autoren führen diese Veränderungen nicht auf die Hypotension selbst zurück, sondern diskutieren einen toxischen Effekt von NPN auf das Hirngewebe. Ihrer Meinung nach könnte die Gewebsazidose durch Inaktivierung der Cytochromoxydase durch freigesetztes Zyanid mit nachfolgender Blockierung der Sauerstoffaufnahme entstanden sein; hierbei wird eine direkte Beziehung zu der für die Drucksenkung erforderlichen hohen NPN-Dosis angenommen.

Zu ähnlichen Ergebnissen kamen auch McDowall et al. [66] in ihren Untersuchungen zur Toxizität von NPN an Affen. Bei 4 von den 8 untersuchten Tieren nahmen der zerebrale Sauerstoffverbrauch während der Hypotension um 59% vom Kontrollwert ab, gleichzeitig fielen Liquor-pH und arterieller pH in den sauren Bereich, während die hirnvenöse O_2-Sättigung anstieg. Die Hirndurchblutung wurde nicht gemessen. Alle 4 Tiere benötigten sehr hohe NPN-Dosen zur Drucksenkung und entwickelten nach Beendigung der NPN-Zufuhr ein irreversibles Herz-Kreislauf-Versagen. Die beschriebenen Veränderungen waren bei den restlichen Tieren, die 4- bis 6mal weniger NPN erhielten, nicht nachweisbar.

Keine Veränderungen des zerebralen Sauerstoffverbrauchs fanden sich in den klinischen Untersuchungen von Griffiths et al. [38]. Wenngleich die Autoren keine genauen Angaben über die NPN-Dosis machen kann man wahrscheinlich davon ausgehen, daß sie nicht so hoch lag wie in den beschriebenen Tierversuchen, weil der arterielle Mitteldruck nur auf 67 mmHg gesenkt wurde. Grundsätzlich könnte die von Michenfelder für seine Befunde vermutete toxische Blockierung der Atmungskette durch Zyanid auch die Ursache für den verminderten zerebralen Sauerstoffverbrauch bei den in dieser Arbeit untersuchten Tieren sein. Gegen diese Annahme spricht jedoch die Tatsache, daß die mit β-Blockern vorbehandelte Gruppe in unserer Untersuchung bei gleich hoher Dosierung von NPN keine Verminderung des zerebralen Sauerstoffverbrauchs entwickelte.

Es ist somit durchaus möglich, daß lediglich Einflüsse der verwendeten Anaesthetika bzw. die lange Narkosedauer zur Abnahme des zerebralen Sauerstoffverbrauchs bei unseren Versuchstieren geführt haben.

4 Nitroprussid-Natrium + Propranolol

Angaben über das Verhalten von Hirndurchblutung, intrakraniellem Druck und zerebralem Sauerstoffverbrauch während NPN-Hypotension und gleichzeitiger β-Blockade liegen bisher in der Literatur nicht vor.

Hirndurchblutung und intrakranieller Druck änderten sich unter der Hypotension nicht, während der zerebrale Gefäßwiderstand abnahm — allerdings war diese Abnahme deutlich geringer ausgeprägt als in der NPN-Gruppe ohne β-Blockade. Der zerebrale Perfusionsdruck lag etwas höher als in der reinen NPN-Gruppe, weil der intrakranielle Druck nicht angestiegen war. Der zerebrale Sauerstoffverbrauch und der zerebrale Substratumsatz änderten sich nicht. Hieraus muß gefolgert werden, daß die wesentlich geringere Verminderung des zerebralen Gefäßwiderstandes in der mit Propranolol vorbehandelten Gruppe mit der Wirkung dieser Substanz in direktem Zusammenhang steht. Hierbei könnte Propranolol indirekt über eine Beeinflussung des Hirnmetabolismus wirken oder aber unter Vermittlung des autonomen Nervensystems bzw. auch direkt zu einer zerebralen Vasokonstriktion führen. Hinweise für eine metabolische Beeinflussung ergeben sich aus den vorliegenden Befunden nicht. Direkte Wirkungen auf die Gefäße sind anhand der hier verwendeten Methode weder auszuschließen noch beweisbar. Sie sind jedoch unwahrscheinlich, weil in experimentellen Untersuchungen an der Katze [54] direkte Wirkungen auf die Hirngefäße nur mit sehr hohen Dosen von Propranolol zu beobachten waren.

Eine Wirkung von Propranolol über das autonome Nervensystem hingegen scheint aufgrund neuerer anatomischer und pharmakologischer Befunde durchaus möglich zu sein. Während die Bedeutung einer neurogenen Kontrolle der Hirndurchblutung unter physiologischen Verhältnissen nach wie vor umstritten ist [56, 60, 63], besteht doch weitgehende Einigkeit darüber, daß die größeren Hirngefäße und auch Piaarterien bis zu einem Durchmesser von 15–20 μm von Sympathikusfasern innerviert werden, deren Nervenendigungen Katecholamine enthalten [14, 58, 62, 88]. Zudem haben zahlreiche Autoren in Untersuchungen an verschiedenen Tierspezies im Hirnkreislaufsystem sowohl Alpha- als auch Beta-Rezeptoren im adrenergen System nachgewiesen [54, 60, 65, 88]. Eine Stimulierung der Alpha-Rezeptoren führte zur Vasokonstriktion mit Verminderung der Hirndurchblutung, während eine β-Stimulation, z.B. mit Isoproteronol, den umgekehrten Effekt hatte [54, 65, 88]. Eine β-Blockade im Hirnkreislauf soll prinzipiell die gleichen Auswirkungen haben wie eine

Alpha-Erregung [13, 53]. So fanden denn auch in tierexperimentellen Untersuchungen verschiedene Autoren unter β-Blockade eine Zunahme des zerebralen Gefäßwiderstandes, verbunden mit einer Abnahme der Hirndurchblutung [65, 88], während eine Alpha-Blockade eine entgegengesetzte Wirkung hatte. Hiernach ist es grundsätzlich möglich, daß unter den Bedingungen der kontrollierten Hypotension beim Hund der durch NPN induzierte Abfall des zerebralen Gefäßwiderstandes durch Propranolol unter Vermittlung des sympathischen Nervensystems weniger stark ausgeprägt ist und deswegen die Hirndurchblutung sich in unseren Untersuchungen nicht änderte. Ob dies auch für den Menschen zutrifft, muß in zusätzlichen klinischen Untersuchungen geklärt werden.

VIII Vergleichende Betrachtungen über die verschiedenen Hypotensionsverfahren und klinische Schlußfolgerungen

Überträgt man die tierexperimentellen Befunde zusammen mit den Ergebnissen der Patientenuntersuchungen auf die klinische Praxis, so kann festgestellt werden, daß mit einiger Wahrscheinlichkeit kontrollierte Blutdrucksenkungen auf einen arteriellen Mitteldruck von etwa 50 mmHg bzw. koronare und zerebrale Perfusionsdrucke über 40 mmHg, unabhängig von der hierfür verwendeten Substanz, zu keiner Beeinträchtigung der Sauerstoffversorgung von Herz und Hirn führen werden, wenn keine Erkrankungen des Herzkreislaufsystems vorliegen. Insofern stimmen die Ergebnisse mit der relativ niedrigen, berichteten Komplikationsrate der kontrollierten Hypotension [26] überein. Grundsätzlich gilt jedoch, daß bei bestimmten Vorerkrankungen des Patienten, die im weiteren diskutiert werden sollen, schon allein aus theoretischen Überlegungen mit einer zusätzlichen Gefährdung des Patienten durch die Hypotension über den operativen Eingriff hinaus zu rechnen ist. Hierbei müssen dann auch die spezifischen Organwirkungen der jeweils für die Drucksenkung verwendeten Substanzen berücksichtigt werden.

1 Energetische Belastung des Herzens unter den verschiedenen Hypotensionsverfahren

Die einzelnen zur Drucksenkung verwendeten Substanzen führen aufgrund ihrer jeweils spezifischen Wirkung zu teilweise sehr unterschiedlichen hämodynamischen Veränderungen Hieraus ergeben sich wegen der engen Kopplung zwischen Hämodynamik und Energiebedarf auch unterschiedliche energetische Belastungen für das Herz unter den einzelnen Hypotensionsverfahren. Eine quantitative Aussage hierüber läßt sich mit Hilfe des komplexen hämodynamischen Parameters nach Bretschneider [10] treffen, der die energieverbrauchenden Prozesse der Herztätigkeit in additiver Form erfaßt. Der Parameter, E_G, besteht aus 5 weitgehend voneinander unabhängig variierenden Gliedern:

$$E_G = E_0 + E_1 + E_2 + E_3 + E_4 .^5$$

---

5    $E_G = E_0 + E_1 + E_2 + E_3 + E_4$ (ml O_2/min $\cdot$ 100 g)
     $E_0 = k_0$ ($k_0 = 0{,}7$)
     $E_1 = t_{syst} \cdot n \cdot k_1$ ($k_1 = 0{,}3 \cdot 10^{-1}$)
     $E_2 = P_{syst} \cdot \sqrt{ESV/100\,g} \cdot t_{Ausw} \cdot n \cdot k_2$ ($k_2 = 2{,}0 \cdot 10^{-4}$)
     $E_3 = dp/dt_{max} \cdot n \cdot k_3$ ($k_3 = 1{,}2 \cdot 10^{-5}$)
     $E_4 = d^2p/dt^2{}_{max} \cdot n \cdot k_4$ ($k_4 = 0{,}1 \cdot 10^{-7}$)

n = Herzfrequenz; t_{syst} = Systolendauer; t_{Ausw} = Auswurfzeit; P_{syst} = maximaler systolischer Druck; ESV/100 g = endsystolisches Volumen pro 100 g linker Ventrikel; dp/dt_{max} = maximale Druckanstiegsgeschwindigkeit; $d^2d/dt^2{}_{max}$ = maximale Druckanstiegsbeschleunigung; k_0 bis k_4 = experimentell bestimmte Konstanten.

Tabelle 20. Hämodynamische Parameter der einzelnen Hypotensionsverfahren. P_{syst} = systolischer Aortendruck, n = Herzfrequenz, dp/dt_{max} = maximale Druckanstiegsgeschwindigkeit

	P_{syst}	n	dp/dt_{max}
Halothan	66 ± 3	100 ± 9	750 ± 88
Trimethaphan	87 ± 6	163 ± 8	3202 ± 358
NPN	70 ± 2	172 ± 12	2350 ± 273

Hierbei bedeuten E_G = Gesamtenergiebedarf, E_0 = Ruheenergiebedarf des Herzens in Normothermie, E_1 = Energiebedarf für die elektrophysiologischen Prozesse, E_2 = Energiebedarf für die Haltebetätigung wähend der Auswurfphase, E_3 = Energiebedarf für die Spannungsentwicklung während der isometrischen Anspannungsphase, E_4 = Energiebedarf für die Inaktivierung des kontraktilen Systems während der Erschlaffungsphase. E_G entspricht, unter der Voraussetzung einer aeroben Energiegewinnung, dem Sauerstoffbedarf des linken Ventrikels.

E_2 und E_3 machen etwa 80% des Energiebedarfs aus und sollen deshalb hier der Einfachheit halber als repräsentativ für den Gesamtenergiebedarf eingesetzt werden. Zusätzlich soll der Energiebedarf für die Haltebetätigung mit dem der Spannungsentwicklung unter den einzelnen Hypotensionsverfahren verglichen werden.

In Tabelle 20 sind hämodynamische Größen, die in die Parameterglieder E_2 und E_3 eingehen, zusammengestellt.

Aus der Tabelle ergibt sich, daß bei insgesamt vergleichbarem Hypotensionsgrad die dp/dt_{max}-Werte unter Trimethaphan und NPN um den Faktor 3 bzw. > 4 über den Halothan-Werten liegen. Die Herzfrequenz ist ebenfalls wesentlich höher als unter Halothan. Setzt man diese Größen zusammen mit dem systolischen Druck in die Parameterglieder E_2 und E_3 ein, so ergibt sich der in der nachstehenden Tabelle 21 aufgeführte Energieverbrauch für die betreffenden Glieder:

Tabelle 21. Energieverbrauch der Haltebetätigung (E_2) und der Spannungsentwicklung (E_3) sowie Gesamtenergiebedarf (E_G) des linken Ventrikels unter den verschiedenen Hypotensionsverfahren

	E_2	E_3	E_G
Halothan	1,72 ± 0,1	0,92 ± 0,2	4,3 ± 0,3
Trimethaphan	2,35 ± 0,1	4,68 ± 0,9	8,98 ± 1
NPN	1,47 ± 0,1	4,66 ± 0,6	7,99 ± 0,6

Auffällig ist vor allem der um die Hälfte niedrigere Gesamtsauerstoffverbrauch des linken Ventrikels unter Halothan, der vor allem durch die stark negativ inotrope Wirkung mit Abfall von dp/dt_{max} auf 750 mmHg/s bedingt ist. Demgegenüber liegt der Kontraktilitätsparameter dp/dt_{max} bei den beiden gefäßdilatierenden Substanzen im physiologischen Bereich (NPN) oder sogar leicht darüber (Trim.). Unterschiede ergaben sich auch bei der Herzfrequenz: sie ist unter Halothan nur gering, bei den anderen Verfahren hingegen stark erhöht. Vergleicht man E_2 mit E_3, so ergibt sich bei den vasodilatatorisch wirkenden Sub-

stanzen ein deutliches Übergewicht des Energiebedarfs für die Spannungsentwicklung
(E_3). Dies ist, insbesondere angesichts der niedrigen Blutdruckwerte, als unphysiologischer
Energiebedarf in der isometrischen Phase zu werten. Unter Halothan hingegen ist ein höherer
Energiebedarf für die Haltebetätigung zu beobachten. Die Auswurfarbeit wird somit unter
Halothan relativ unökonomisch verrichtet, da das Herz physiologischerweise nicht auf eine
längere Haltephase eingerichtet ist. Aus diesen Befunden lassen sich folgende Schlüsse ab-
leiten:
a) Betrachtet man den Gesamtenergiebedarf des Herzens, so ist Halothan eine energetisch
günstige drucksenkende Substanz. Für die periphere Blutversorgung jedoch scheint die
Halothan-Hypotension theoretisch weniger günstig zu sein, weil aufgrund der Inotropie-
Abnahme die Auswurfphase verlängert wird. Hierbei muß allerdings berücksichtigt werden,
daß unter Halothan-Hypotension der Gesamtsauerstoffverbrauch des Organismus deutlich
vermindert ist [70] und somit die Versorgung der Körperperipherie vermutlich nicht
klinisch bedeutsam gefährdet ist.
b) Unter NPN- und Trimethaphan-Hypotension ist der O_2-Bedarf des Herzens trotz niedriger
arterieller Drucke geringfügig erhöht. Dies beruht auf den sehr hohen Herzfrequenzen und
den leicht erhöhten Werten von dp/dt_{max}. Bei eingeschränkter Koronarreserve kann daher
eine pharmakologische Beeinflussung der Tachykardie und von dp/dt_{max} unter der Hypotension, z.B. durch zusätzliche Gabe von β-Blockern, als Sauerstoff-Spareffekt für das Herz
durchaus sinnvoll sein.
c) Eine Kombination von Halothan mit vasodilatierenden Substanzen zur kontrollierten
Hypotension erscheint wegen der gegensinnigen Wirkung auf den Energiebedarf der Spannungsentwicklung und den der Haltebetätigung theoretisch gut begründet.

2 Koronarkrankheit und kontrollierte Hypotension

In den letzten Jahren sind Prinzipien für die Narkose bei Patienten mit koronarer Herzkrankheit erarbeitet worden, die vor allem darauf abzielen, das empfindliche Gleichgewicht zwischen myokardialer Sauerstoffversorgung und myokardialem Sauerstoffverbrauch sorgfältig
aufrechtzuerhalten [49, 69, 97, 99], um einen perioperativen Myokardinfarkt zu verhindern.
Hierbei soll insbesondere die myokardiale Sauerstoffversorgung nicht beeinträchtig und der
Sauerstoffverbrauch nicht gesteigert werden. Es scheint nützlich, dieses Konzept auch für die
theoretische Erwägungen zum Problem der kontrollierten Hypotension bei koronarer Herzkrankheit anzuwenden, zumal klinische Untersuchungen über die Sauerstoffversorgung des
Myokards bei Koronarkrankheit unter kontrollierter Hypotension bisher fehlen und tierexperimentelle Arbeiten nicht möglich sind, weil es gegenwärtig kein Tiermodell einer koronaren Atheromatose gibt.

   Auswirkungen der Hypotension selbst und der zur Drucksenkung verwendeten Pharmaka können daher nur näherungsweise eingeschätzt werden, indem die am normalen Tier bzw.
herzkreislaufgesunden Patienten erhobenen Daten mit der Pathophysiologie der Koronarkrankheit in Beziehung gesetzt und hieraus entsprechende Schlüsse abgeleitet werden.

   Die Koronardurchblutung findet hauptsächlich während der Diastole statt; die Epikard-
region wird im Verlauf des gesamten Herzzyklus durchblutet, die Subendokardregion hingegen nur während der Diastole. Der Perfusionsdruck für das Subendokardgebiet ergibt sich
aus der Differenz zwischen dem koronaren Perfusionsdruck ($\bar{p}_{diast}$) und dem linksventrikulären enddiastolischen Druck (LVEDP), wobei aber für den Koronarkranken der Druck distal

von den atheromatösen Ablagerungen in den extramuralen Arterien als koronarer Perfusionsdruck eingesetzt werden muß. Die subendokardiale Region ist am meisten ischämiegefährdet,
vor allem, weil hier der intramyokardiale Druck während des gesamten Herzzyklus am
größten ist. Während der Systole ist der Druck in diesem Gebiet so hoch, daß keine Durchblutung stattfindet. Durch intramyokardiale Drucksteigerung kann insbesondere beim Koronarkranken die Durchblutung auch während der Diastole kritisch eingeschränkt werden.

Beim Koronarkranken ist jedoch der koronare Gefäßwiderstand von größerer Bedeutung
für die Koronardurchblutung als der koronare Perfusionsdruck. Während normalerweise der
koronare Gefäßwiderstand auf 20% des Ruhewertes abnehmen kann, d.h. die Koronarreserve sehr groß ist, wird beim Koronarkranken aufgrund der Atheromatose die vaskuläre Komponente des Koronarwiderstandes erhöht. Hierdurch wird die autoregulative Anpassung der
Koronardurchblutung an den myokardialen Bedarf eingeschränkt. Die Schwere der Erkran-
kung wird daher im wesentlichen vom Ausmaß der eingeschränkten Koronarreserve bestimmt und viel weniger vom koronaren Perfusionsdruck, der beim Koronarkranken im all-
gemeinen bis zu einem systolischen Druck von 75 mmHg ausreichend sein soll. Während der
kontrollierten Hypotension wird dieser Druck jedoch deutlich unterschritten, so daß unabhängig von der verwendeten Substanz mit einer Myokardischämie gerechnet werden muß;
es sei denn, der myokardiale Sauerstoffverbrauch würde gleichermaßen gesenkt werden.
Hieraus ergibt sich die Frage, ob die einzelnen, zur Drucksenkung verwendeten Substanzen
durch ihre Wirkung auf das Gleichgewicht von myokardialem Sauerstoffbedarf und Verbrauch möglicherweise eine myokardprotektive Wirkung gegenüber einer Ischämie haben
könnten. Halothan-Anaesthesie führte in den Untersuchungen von Bland und Lowenstein
[8] beim Hund zu einer Verminderung der Myokardischämie nach Occlusion einer Koronar-
arterie. Diese Wirkung wird von den Autoren auf die Verminderung der drei Hauptdeterminanten des myokardialen Sauerstoffverbrauchs zurückgeführt. Hieraus könnte gefolgert werden, daß eine Halothan-Hypotension auch beim Koronarkranken gefahrlos zur kontrollierten
Hypotension angewendet werden könne. Dies muß allerdings aufgrund unserer experimentellen und klinischen Ergebnisse bezweifelt werden: hohe Halothankonzentrationen führen bereits beim gesunden Herzen zum Anstieg des LVEDP. Es muß daher gerade beim Koronarkranken aus den zuvor erwähnten Gründen mit einer subendkardialen Ischämie gerechnet
werden; und dies um so eher, je stärker die Koronarreserve eingeschränkt ist.

Trimethaphan und NPN senken den myokardialen Sauerstoffbedarf während kontrollierter Hypotension nicht. Beide Substanzen (Abb. 20) führen auch beim Menschen sehr
häufig zu einer Tachykardie, die grundsätzlich für Patienten mit Koronarkrankheit schädlich
ist. Während normalerweise der Koronarwiderstand von der Herzfrequenz unabhängig ist,
kann bei Patienten mit koronarer Herzkrankheit die Verkürzungsgeschwindigkeit der kontraktilen Elemente nicht gesteigert werden; zudem ist die Erschlaffungszeit verlangsamt. Daher ist die Systolendauer auf Kosten der Diastolendauer verlängert, so daß bei steigender
Herzfrequenz die Koronardurchblutung und damit das O_2-Angebot abnehmen. Insgesamt
scheint die Methode der kontrollierten Hypotension für sich betrachtet beim Koronarkranken gefährlich zu sein; zusätzlich werden die Gefahren durch die spezifische Wirkung der
blutdrucksenkenden Substanzen eher noch erhöht. Daher sollte dieses Verfahren bei solchen
Patienten nicht angewendet werden.

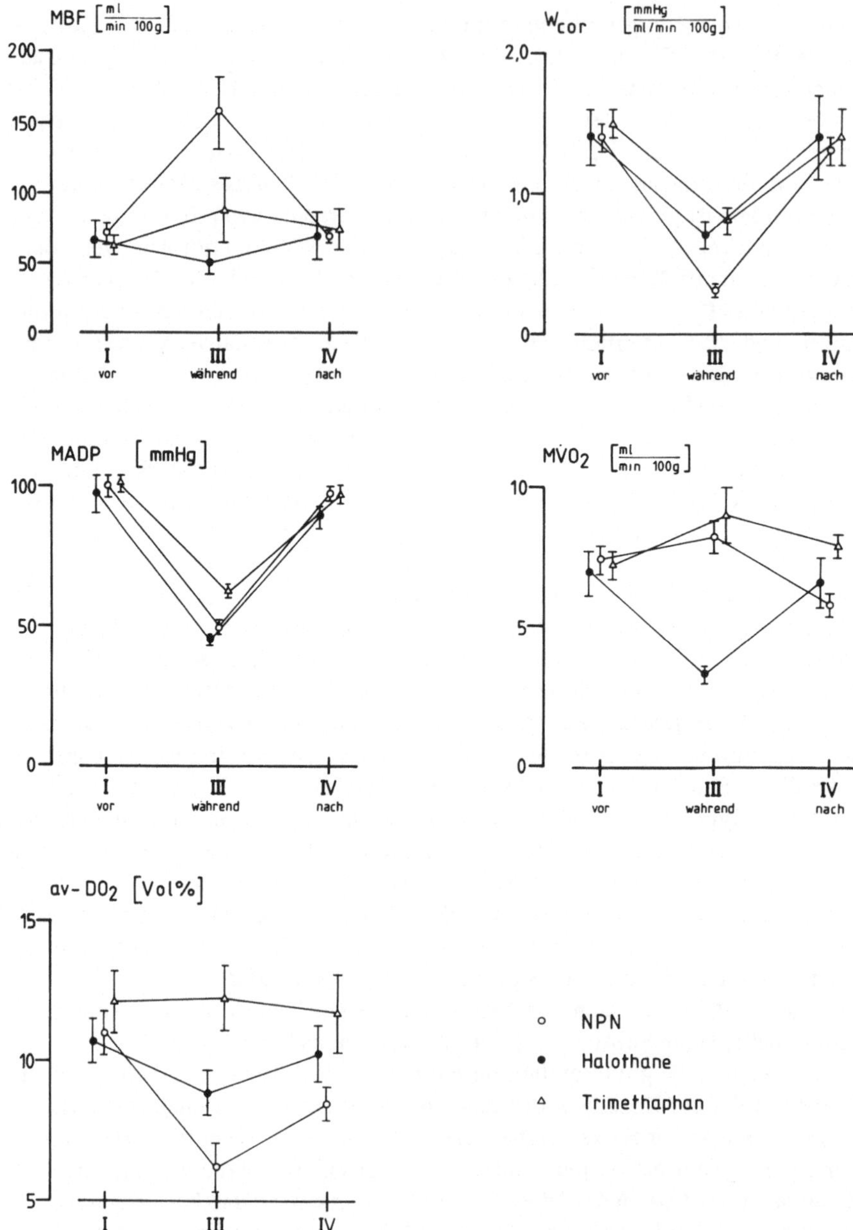

Abb. 20. Vergleichende Darstellung koronarer und myokardialer Parameter unter den drei Hypotensionsverfahren (Mittelwerte und mittlerer Fehler des Mittelwertes. Abkürzungen wie in Tabelle 1 auf S. 25)

3 Hypertonie und kontrollierte Hypotension

Beim hypertensiven Patienten besteht meist eine generalisierte Arteriosklerose, die in der
Regel auch die Koronargefäße und die Hirngefäße einschließt. Der Hypertoniker muß somit als potentiell koronarkrank und daher in besonderem Maße als (myokard) ischämiegefährdet angesehen werden. Nicht selten besteht zusätzlich eine Linksherzhypertrophie, die
sich ungünstig auf den myokardialen Sauerstoffverbrauch und die subendokardiale Durchblutung auswirkt. Die kontrollierte Hypotension allein wird daher schon mit großer Wahrscheinlichkeit die myokardiale Sauerstoffversorgung durch eine Verminderung der Koronardurchblutung beeinträchtigen. Gleichzeitig kann der durch Halothan hervorgerufene
Anstieg des LVEDP und die durch Trimethaphan und NPN induzierte Herzfrequenzsteigerung die Koronardurchblutung weiter herabsetzen. Zusätzlich ist beim Hypertoniker,
wie zahlreiche Autoren nachgewiesen haben [57, 63, 93] die untere Grenze der Autore-
gulationskurve der Hirndurchblutung nach rechts verschoben, so daß bei höheren arteriellen Mitteldrucken als beim Gefäßgesunden die Hirndurchblutung passiv den Perfusionsdrucken folgt und damit die autoregulative Anpassung an den Bedarf gestört ist. Hieraus
ergibt sich, daß der Hypertoniker unter kontrollierter Hypotension in besonders hohem
Maße hirnischämiegefährdet ist. Halothan, das den zerebralen Sauerstoffverbrauch vermindert, scheint keine hirnprotektive Wirkung zu besitzen [94] und für die beiden anderen Substanzen ist dies ohnehin nicht zu erwarten.

Insgesamt ergibt sich, daß beim Hypertoniker unter kontrollierter Hypotension mit
einer Minderdurchblutung zahlreicher Organsysteme, vor allem aber von Herz und Hirn,
zu rechnen ist. Damit scheint die Methode für diese Patienten besonders gefährlich zu sein
und sollte möglichst nicht angewendet werden.

4 Intrakranielle Drucksteigerung und Nitroprussid-Natrium

Eine sichere Hypotensionstechnik für neurochirurgische Operationen sollte gut steuerbar sein
und vor allem weder die Autoregulation der Hirndurchblutung beeinträchtigen noch das
zerebrale Blutvolumen vermehren. Die vorliegenden Ergebnisse zeigen jedoch, daß NPN die
Autoregulation der Hirndurchblutung beeinträchtigen kann. Hierdurch folgt die zerebrale
Durchblutung in gewissem Maße passiv dem zerebralen Perfusionsdruck. Bei vollständig auf-
gehobener Autoregulation verläuft die Druck-Flow-Kurve konvex zur Druckachse, weil die
Gefäße sich bei steigendem Gefäßinnendruck erweitern und dadurch die Durchblutung mehr
als gewöhnlich pro mmHg Druckanstieg zunimmt [30, 67]. Auf diesem Mechanismus scheint
auch der Hirndurchblutungsanstieg unter NPN bei den niedrigen Perfusionsdrucken zu beruhen. Der begleitende Anstieg des Hirndrucks wird, wie bereits diskutiert, durch die Zunahme des intrakraniellen Blutvolumens hervorgerufen.

Diese beobachteten Veränderungen sind von besonderer Bedeutung für die kontrollierte
Hypotension bei neurochirurgischen Patienten. Hier ist, vor allem bei bereits vorbestehender
Hirndruckerhöhung mit erschöpften Kompensationsmechanismen, durch die Blutvolumen-
Zunahme des Gehirns mit weiterer und u.U. ausgeprägter Steigerung des Hirndrucks zu rechnen, wenn die Hypotension vor Eröffnung der Dura eingeleitet wird. Dabei kann, wie Turner
et al. [114] berichten, die Duraspannung so groß werden, daß ein weiteres operatives Vorgehen erst nach hirndrucksenkenden Maßnahmen wie Osmotherapie und Liquoraspiration
möglich ist. Klinisch wichtig ist auch der von den gleichen Autoren erhobene Befund, daß

eine vor der NPN-Hypotension eingeleitete Hyperventilation den Hirndruckanstieg nicht verhindern konnte.

Wird die NPN-Zufuhr erst nach Eröffnung der Dura begonnen, so sind naturgemäß keine wesentlichen Druckanstiege zu erwarten. Nach unseren klinischen Erfahrungen kann jedoch das Gehirn auch bei eröffneter Dura unter NPN-Hypotension deutlich an Volumen zunehmen und damit das operative Vorgehen erschwert werden. Die Phase unmittelbar nach Beendigung der NPN-Zufuhr ist ebenfalls von besonders kritischer Bedeutung, weil auch jetzt noch mit einer eingeschränkten Autoregulation gerechnet werden muß. Plötzliche Blutanstiege können dann aufgrund der intrakraniellen Blutvolumenzunahme den Hirndruck steigern. Daher sollte die Hypotension ausschleichend beendet werden.

Allerdings muß auch 10—30 min nach Absetzen von NPN noch mit kardiovaskulären Rebound-Phänomenen wie Blutdruckanstieg und Zunahme des peripheren Gefäßwiderstandes gerechnet werden, die unbehandelt bis zu drei Stunden anhalten können [80]. Hierbei soll es sich um gegenregulatorische Reflexmechanismen handeln, die während der Hypotension ausgelöst wurden und nun die Wirkung von NPN überdauern.

Es ist gegenwärtig noch nicht möglich, die Bedeutung der Reflexphänomene für die Hirndurchblutung einzuschätzen, da nicht bekannt ist, wie lange die Autoregulation beim Menschen nach Absetzen von NPN gestört ist. Hier sind weitergehende klinische Untersuchungen erforderlich. Bis zur endgültigen Klärung ist es aber sicher ratsam, beim neurochirurgischen Patienten die Rebound-Reaktionen rasch unter Kontrolle zu bringen.

Die Ergebnisse unserer Untersuchungen legen den Schluß nahe, daß NPN nur mit großer Vorsicht bei Patienten mit erniedrigter intrakranieller Compliance eingesetzt werden sollte.

IX Zusammenfassung

1. An 62 Hunden wurden Durchblutung und Sauerstoffverbrauch des Gehirns und des Herzens sowie das Verhalten des intrakraniellen Druckes unter kontrollierter Hypotension mit verschiedenen Pharmaka untersucht. Hierbei sollte insbesondere abgeklärt werden, ob bei den niedrigen Perfusionsdrucken noch eine ausreichende Durchblutung dieser Organe aufrechterhalten wird.

2. Hierzu wurden die Tiere in 7 Gruppen von 7–10 Hunden eingeteilt. Der Blutdruck wurde für 30 min auf einen arteriellen Mitteldruck von 50 mmHg mit Halothan (2,5–3 Vol.-%), Trimethaphan (12–30 μg/kg × min), Nitroprussid-Natirum (20–130 μg/kg × min) und Nitroprussid-Natrium + β-Blockade (0,2 mg/kg Propranolol) gesenkt. Jede Substanz und jedes Organ wurden jeweils in einer gesonderten Gruppe untersucht. Zusätzlich wurde orientierend bei 4 Patienten die Koronardurchblutung unter Halothan-Hypotension und bei 9 Patienten die Hirndurchblutung unter Nitroprussid-Natrium-Hypotension untersucht.

3. Die Hirn- und Koronardurchblutung wurde mit der Argon-Fremdgasmethode bestimmt, der intrakranielle Druck mit dem System zur epiduralen Druckmessung von Gobiet und Schumacher.

4. Die Untersuchungen haben zu folgenden Ergebnissen geführt: Unter Halothan-Hypotension nahmen die Koronardurchblutung und der myokardiale Sauerstoffverbrauch parallel zur Verminderung der Ventrikelfunktion ab; die myokardiale Substrataufnahme änderte sich nicht. Die Hirndurchblutung blieb unter der Hypotension unverändert, ebenso der epidurale Druck. Der zerebrale Sauerstoffverbrauch verminderte sich um 19%.

Unter Trimethaphan-Hypotension veränderten sich Koronardurchblutung und myokardialer Sauerstoffverbrauch nicht wesentlich. Ebenso blieben Hirndurchblutung, epiduraler Druck und zerebraler Sauerstoffverbrauch unverändert.

Unter Nitroprussid-Natrium-Hypotension nahm die Koronardurchblutung zu (nicht signifikant), der myokardiale Sauerstoffverbrauch hingegen änderte sich nicht. Die Hirndurchblutung nahm während der Hypotension um 30% zu und stieg auch 30 min nach Hypotensionsende mit zunehmendem arteriellen Mitteldruck weiter an; der epidurale Druck verhielt sich gleichsinnig hierzu. Der zerebrale Sauerstoffverbrauch nahm während der Hypotension um 28% ab. Bei 7 der 9 Patienten änderte sich die Hirndurchblutung nicht, während sie bei 2 Patienten um 17% während der Hypotension zunahm. Unter NPN-Hypotension + β-Blockade änderten sich Hirndurchblutung, intrakranieller Druck und zerebraler Sauerstoffverbrauch nicht. 30 Minuten nach Hypotensionsende stiegen jedoch Hirndurchblutung und intrakranieller Druck um 35% bzw. 33% an.

5. Hieraus ergibt sich: Unter Halothan-Hypotension sind bei gesundem Herzen und funktionsfähigem Kreislauf die Koronardurchblutung und die myokardiale Sauerstoffversorgung ausreichend. Dies gilt auch in gleicher Weise für die Hirndurchblutung und die zerebrale Sauerstoffversorgung. Unter Trimethaphan-Hypotension bleibt die autoregulative Anpassung der Koronar- und Hirndurchblutung an den jeweiligen metabolischen Bedarf erhalten.

Unter Nitroprussid-Natrium-Hypotension ist die Hirndurchblutung im Vergleich zum metabolischen Bedarf zu hoch, d.h. vom Metabolismus abgekoppelt. Die Autoregulation der Organdurchblutung ist gestört.

Unter NPN-Hypotension + β-Blockade bleibt die Hirndurchblutungssteigerung aus, vielleicht aufgrund einer nerval vermittelten Widerstandserhöhung der zerebralen Gefäße durch Propranolol.

6. Für die klinische Hypotensionspraxis läßt sich folgern: Beim Koronarkranken könnte durch die kontrollierte Hypotension die Durchblutung der Organe — unabhängig von der verwendeten Substanz — kritisch eingeschränkt werden; dies gilt in gleicher Weise für den Hochdruckkranken. Daher sollte die Blutdrucksenkung bei diesen Patienten möglichst nicht angewendet werden.

Nitroprussid-Natrium kann den intrakraniellen Druck steigern und dadurch das operative Vorgehen bei neurochirurgischen Eingriffen erschweren. Auch nach Beendigung der NPN-Hypotension muß mit einer anhaltenden Störung der Autoregulation der Hirndurchblutung gerechnet werden. In dieser Phase muß insbesondere ein rasches Wiederansteigen des Blutdruckes vermieden werden.

X Literatur

1. Adams AP, Clarke TNS, Edmond-Seal J, Foëx P, Prys-Roberts C et al. (1974) The effects of sodium nitroprusside on myocardial contractility and haemodynamics. Br J Anaesth 46:807–817
2. Adams AP (1975) Techniques of vascular control for deliberate hypotension during anaesthesia. Br J Anaesth 47:777–792
3. Albrecht RF, Miletich DJ, Rosenberg R, Zahed B (1977) Cerebral blood flow and metabolic changes from induction to onset of anaesthesia with halothane or pentobarbital. Anesthesiology 47:252–256
4. Bagshaw J, Cox RH, Campbell KG (1977) Sodium nitroprusside and regional arterial hemodynamics in the dog. Br J Anaesth 49:735–743
5. Bedford RF, Berry FA, Longnecker DE (1979) Impact of propranolol on hemodynamic response and blood cyanide levels during nitroprusside-infusion: a prospective study in anaesthetized man. Anesth Analg 58:466–469
6. Beierholm EA, Sørensen MB, Thorsauge C (1978) The haemodynamic effects of sodium nitroprusside-induced hypotension during beta-adrenergic blockade and anesthesia. Acta Anaesth Scand 67:55–58
7. Betz E (1972) Pharmakologie der Gehirndurchblutung. In: Gänshirt H (Hrsg) Der Hirnkreislauf. Thieme, Stuttgart, S 411–440
8. Bland HL, Lowenstein E (1976) Halothane-induced decrease in experimental myocardial ischemia in the non-failing canine heart. Anesthesiology 45:287–293
9. Braunwald E (1977) Determinants and assessment of cardiac function. N Engl J Med 296:86–89
10. Bretschneider HJ, Cott L, Hensel I, Kettler D, Martell J (1970) Ein neuer komplexer hämodynamischer Parameter aus 5 additiven Gliedern zur Bestimmung des O_2-Bedarfs des linken Ventrikels. Pflügers Arch 319:R14
11. Bretschneider HJ, Cott L, Hilgert G, Probst R, Rau G (1966) Gaschromatographische Trennung und Analyse von Argon als Basis einer neuen Fremdgasmethode zur Durchblutungsmessung von Organen. Verhandl Dt Ges Kreislaufforschg 32:267–273
12. Brown FD, Hanlon K, Crockard HA, Mullan S (1977) Effect of sodium nitroprusside on cerebral blood flow in conscious human beeings. Surg Neurol 7:67–70
13. Brunner H (1978) Zur Pharmakologie der β-Blocker. In: Kielholz P (Hrsg) β-Blocker und Zentralnervensystem. Huber, Bern, S 11–19
14. Cervos-Navarro J, Matakas F (1975) The innervation of cerebral arterioles in the cat. In: Langfitt TW, McHenry LC, Reivich M, Wollman H (eds) Cerebral circulation and metabolism. Springer, Berlin Heidelberg New York, pp 476–478
15. Christensen MS, Høedt-Rasmussen K, Lassen NA (1967) Cerebral vasodilatation by halothane anaesthesia in man and its potentiation by hypotension and hypercapnia. Br J Anaesth 39:927–934
16. Clark DL, Rosner B (1973) Neurophysiologic effects of general anesthetics. I. The electroencephalogram and sensory evoked responses in man. Anesthesiology 38:564–582
17. Clement AJ (1979) Hypotension in anaesthesia. In: Churchill-Davidson HC (ed) A practice of anaesthesia, 4th edition. Lloyd-Duke, London, pp 594–605
18. Cole P (1978) The safe use of sodium nitroprusside. Anaesthesia 33:473–477
19. Conway CM (1975) Hemodynamic effects of pulmonary ventilation. Br J Anaesth 761–766
20. Coroneos NJ, Turner JM, Gibson RM, McDowall DG, Pickerodt VWA et al. (1972) Comparison of extradural with intraventricular pressure in patients after head injury. In: Brock M and Dietz H (eds) Intracranial pressure I. Springer, Berlin Heidelberg New York, pp 51–58

21. Cottrell JE, Patel K, Turndorf H, Ransohoff J (1978) Intracranial pressure changes induced by sodium nitroprusside in patients with intracranial mass lesions. J Neurosurg 48:329—331
22. Crockard HA, Brown FD, Mullan JF (1976) Effects of trimethaphan and sodium nitroprusside on cerebral blood flow in rhesus monkeys. Acta Neurochirurgica 35:85—89
23. Cutler RWP, Page L, Galicich J, Watters GV (1968) Formation and absorption of cerebrospinal fluid in man. Brain 91:707—720
24. Dahlgren B-E, Gordon E, Steiner L (1970) Evaluation of controlled hypotension during surgery for intracranial aneurysms. In: Boulton TB, Bryce-Smith R, Sykes MK et al. (eds) Progress in anaesthesiology. Excerpta Medica, Amsterdam, p 1232
25. Eckenhoff JE (1978) Editorial views: deliberate hypotension. Anesthesiology 48:87—88
26. Enderby GEH (1961) A report on mortality and morbidity following 1907 hypotensive anaesthetics. Br J Anaesth 33:109—113
27. Enderby GEH (1975) Some observations on the practice of deliberate hypotension. Br J Anaesth 47.743—744
28. Finnerty FA, Witkin L, Frazekas JF (1954) Cerebral hemodynamics during cerebral ischemia induced by acute hypotension. J Clin Invest 33:1227—1232
29. Fitch W, McDowall DG (1971) Effect of halothane on intracranial pressure gradients in the presence of intracranial space-occupying lesions. Br J Anaesth 43:904—912
30. Fitch W, Ferguson GG, Sengupta D, Garibi J (1975) Autoregulation of cerebral blood flow during controlled hypotension. In: Langfitt ThW, McHenry LC, Reivich M, Wollmann H (eds) Cerebral circulation and metabolism. Springer, Berlin Heidelberg New York, pp 18—19
31. Frost AM (1979) Unsettled issues in neurosurgical anesthesia: Pros and cons. Amer Soc Anesth 7:115—129
32. Geevargheese KP (1977) Induced hypotension and its application in neurological surgery. In: Geevargheese KP (ed) Anaesthesia for neurological surgery. International Anesthesiology Clinics, vol 15, no 3. Little, Brown & Co, Boston, pp 195—229
33. Gelman S, Ernst EA (1978) Hepatic circulation during sodium nitroprusside infusion in the dog. Anesthesiology 49:182—187
34. Gethmann JW, Hellige G, Hensel I, Knoll D, Martel J et al. (1972) HZV-Messung nach der Methode von Slama-Püper; besonders das Problem der absoluten Eichung. Anaesth Inform 3:96—99
35. Glass D (1977) Sodium nitroprusside. Amer Soc Anesth 5:87—98
36. Gordon E (1975) Induced hypotension and hypothermia. In: Gordon E (ed) A basis and practice of neuroanaesthesia, Excerpta Medica Amsterdam, pp 219—238
37. Grayling GW, Miller ED, Peach MJ (1978) Sodium cyanide antagonism of the vasodilator action of sodium nitroprusside in the isolated rabbit aortic strip. Anesthesiology 49:21—25
38. Griffiths DPG, Cummins BH, Greenbaum R, Griffith HB, Staddon GE et al. (1974) Cerebral blood flow and metabolism during hypotension induced with sodium nitroprusside. Br J Anaesth 46:671—679
39. Hampton LJ, Little DM (1953) Complications associated with the use of „controlled hypotension" in anesthesia. Arch Surg 67:549—556
40. Herrmann E (1972) Methoden der zerebralen Kreislauffunktionsdiagnostik und der Hirndurchblutungsmessung. Stickoxydul-Technik und Modifikationen. In: Gänshirt H (Hrsg) Der Hirnkreislauf. Thieme, Stuttgart, pp 324—331
41. Hess W, Tarnow J, Patschke D, Passian J, Brückner JB (1976) Hämodynamik und Sauerstoffversorgung des Herzens bei kontrollierter Hypotension mit Natriumnitroprussid und Trimethaphan. Anaesthesist 25:27—36
42. Hirsch H, Doose E, Grote G, Jarai S, Kristen H (1960) Über den Einfluß der Halsmarkdurchtrennung auf den zerebralen Sauerstoffverbrauch beim Hund in Barbituratnarkose. Pflügers Arch Ges Physiol 271:727—731
43. Holm S (1979) A simple sequentially rejective multiple test procedure. Scand J Statist 6:65—70
44. Hoyer S, Hamer J, Alberti E, Stoeckel N, Weinhardt F (1974) The effect of stepwise arterial hypotension on blood flow and oxidative metabolism of the brain. Pflügers Arch Ges Physiol 351:161—172
45. Ivankovich AD, Miletich DJ, Albrecht RF, Zahed B (1976) Sodium nitroprusside and cerebral blood flow in the anesthetized and unanesthetized goat. Anesthesiology 44:21—26

46. Ivankovich AD, Miletich DJ, Tinker JH (1978) Sodium nitroprusside: metabolism and general considerations. In: Ivankovich A (ed) Nitroprusside and other short-acting hypotensive agents. International Anesthesiology Clinics, vol 16, no 2. Little Brown & Co, Boston, pp 1–29

47. Karliczek G (1978) Halothan und Kreislauf. In: Kirchner E (Hrsg) 20 Jahre Fluothane. Anaesthesiologie und Intensivmedizin Band 109. Springer, Berlin Heidelberg New York, S 36–43

48. Keany NP, McDowall DG, Turner JM, Lane JR, Okuda Y et al. (1975) Cerebral blood flow autoregulation, cerebrospinal fluid acid-base parameters, and profound hypotension induced by sodium nitroprusside and deep halothane anesthesia. In: Langfitt TW, McHenry LC, Reivich M, Wollmann H (eds) Cerebral circulation and metabolism. Springer, Berlin Heidelberg New York, pp 21–23

49. Kettler D (1973) Sauerstoffbedarf und Sauerstoffversorgung des Herzens in Narkose. Anaesthesiologie und Wiederbelebung. Band 67. Springer, Berlin Heidelberg New York

50. Khambatta HJ, Stone JG, Matteo RS (1981) Nitroprusside hypotension: catecholamines, propranolol. Anesthesiology 55, A 8

51. Kidd C, Linden RJ (1975) Recent advances in the physiology of cardiovascular reflexes, with special reference to hypotension. Br J Anaesth 47:767–776

52. Klowden AJ, Ivankovich AD, Miletich DJ (1978) Ganglionic blocking drugs: general considerations and metabolism. In: Ivankovich AD (ed) Nitroprusside and other short-acting hypotensive agents. International Anesthesiology Clinics, vol 16, no 2. Little, Brown & Co, Boston, pp 113–150

53. Koella WP (1978) Die zentralen Wirkungen der Betablocker – anatomische, physiologische und pharmakologische Befunde. In: Kielholz P (Hrsg) β-Blocker und Zentralnervensystem. Huber, Bern, S 20–34

54. Kuschinsky W, Wahl M (1975) The functional significance of β-adrenergic and cholinergic receptors at pial arteries: a microapplication study. In: Langfitt TW, McHenry LC, Reivich M, Wollmann H (eds) Cerebral circulation and metabolism. Springer, Berlin Heidelberg New York, S 470–472

55. Larson AG (1964) Deliberate hypotension. Anesthesiology 25:682–706

56. Lassen NA (1975) Neurogenic control of cerebral circulation. In: Langfitt TW, McHenry LC, Reivich M, Wollman H (eds) Cerebral circulation and metabolism. Springer, Berlin Heidelberg New York, pp 548–550

57. Lassen NA, Christensen MS (1976) Physiology of cerebral blood flow. Br J Anaesth 48:719–734

58. Lassen NA (1977) Cerebral ischemia. Intens Care Med 3:251–252

59. Leigh JM (1975) The history of controlled hypotension. Br J Anaesth 47:745–749

60. Licata RH, Olson DR, Mack EW (1975) Cholinergic and adrenergic innervation of cerebral vessels. In: Langfitt TW, McHenry LC, Reivich M, Wolman H (eds) Cerebral circulation and metabolism. Springer, Berlin Heidelberg New York, pp 466–469

61. Lindop MJ (1975) Complications and morbidity of controlled hypotension. Br J Anaesth 47:799–803

62. Lluch S, Vallejo AR, Dieguez G, Gomez B (1978) Adrenergic involvement in cerebral blood flow: changes in controlled hypotension. In: Cervos-Navarro J et al. (eds) Advances in neurology, vol 20. Raven Press, New York, pp 215–221

63. Lübbers DW (1972) Physiologie der Gehirndurchblutung. In: Gänshirt H (Hrsg) Der Hirnkreislauf. Thieme, Stuttgart, S 214–260

64. Marshall M (1979) Neuroanaesthesia. Current topics in anaesthesia 3. Arnold, London

65. Mathew NT, Meyer JS, Hartmann A (1975) Effect of alpha- and beta-adrenergic blocking agents on regional cerebral blood flow and CO_2 responsiveness in patients with cerebrovascular disease. In: Langfitt TW, McHenry LC, Reivich M, Wollman H (eds) Cerebral circulation and metabolism. Springer, Berlin Heidelberg New York, pp 483–486

66. McDowall DG, Keany NP, Turner JM, Lane JR, Okuda Y (1974) The toxicity of sodium nitroprusside. Br J Anaesth 46:327–332

67. McDowall DG (1976) Monitoring the brain. Anesthesiology 45:117–134

68. McDowall DG (1967) The effects of clinical concentrations of halothane on the blood flow and oxygen uptake of the cerebral cortex. Br J Anaesth 39:186–196

69. Merin R (1978) The function of the heart: effects of anesthetics and adjuvant drugs. Americ Soc Anesth 6:81–95

70. Michenfelder JD, Theye RA (1977) Canine systemic and cerebral effects of hypotension induced by hemorrhage, trimethaphan, halothane or nitroprusside. Anesthesiology 46:188–195
71. Michenfelder JD, Theye RA (1968) Hypothermia: effect on canine cerebral metabolism and blood flow. Anesthesiology 33:1107–1112
72. Michenfelder JD, Messick JM, Theye RA (1968) Simultaneous cerebral blood flow measured by direct and indirect methods. J Surg Res 8:475–481
73. Michenfelder JD, Theye RA (1971) Effects of fentanyl, droperidol and innovar on canine cerebral metabolism and blood flow. Br J Anaesth 43:630–636
74. Miletich DJ, Ivankovich AD (1978) Sodium nitroprusside and cardiovascular hemodynamics. In: Ivankovich AD (ed) Nitroprusside and other short-acting hypotensive agents. International Anesthesiology Clinics, vol 16, no 2. Little, Brown & Co, Boston, pp 31–49
75. Miletich DJ, Ivankovich AD (1978) Cardiovascular effects of ganglionic blocking drugs. In: Ivankovich AD (ed) Nitroprusside and other short-acting hypotensive agents. International Anesthesiology Clinics, vol 16, no 2. Little, Brown & Co, Boston, pp 151–170
76. Miller ED, Ackerly JA, Vaughan ED, Peach MJ, Epstein RM (1977) The renin-angiotension system during controlled hypotension with sodium nitroprusside. Anesthesiology 47:257–262
77. Moyer JH, Morris G (1954) Cerebral hemodynamics during controlled hypotension induced by the continuous infusion of ganglionic blocking agents (hexamethonium, pendiomide, and arfonad). J Clin Invest 33:1081–1092
78. Nilsson B, Nordberg K, Siesjö BK (1975) Biochemical events in cerebral ischemia. Br J Anaesth 47:751–760
79. Oshita S, Ishikawa T, Tokutsu Y, Takeshita H (1979) Cerebral circulatory and metabolic stimulation with nitrous oxide in the dog. Acta Anaesth Scand 23:177–181
80. Packer M, Meller J, Medina N, Gorlin R, Herman MU (1979) Rebound hemodynamic events after the abrupt withdrawal of nitroprusside in patients with severe heart failure. N Engl J Med 301:1193–1197
81. Palmer RF, Lasseter KC (1975) Sodium nitroprusside. N Engl J Med 292:294–297
82. Prys-Roberts C, Lloyd JW, Fisher A, Kerr JH, Patterson TJ (1974) Deliberate profound hypotension induced with halothane: studies of haemodynamics and pulmonary gas exchange. Br J Anaesth 46:105–116
83. Rapela CE, Green HD (1964) Autoregulation of cerebral blood flow. Circ Res (Suppl. I) 15:205–211
84. Rau G (1969) Messungen der Coronardurchblutung mit der Argon-Fremdgasmethode. Arch Kreislaufforschg 58:322–398
85. Rawlinson WAL, Loach AB, Benedict CR (1978) Changes in plasma concentration of adrenaline and noradrenaline in anaesthetized patients during sodium nitroprusside-induced hypotension. Br J Anaesth 50:937–943
86. Ross G, Cole G (1973) Cardiovascular actions of sodium nitroprusside in dogs. Anaesthesia 28:400–406
87. Rossanda M, Sganzerla EP (1976) Acid-base and gas tension measurements in cerebrospinal fluid. Br J Anaesth 48:753–760
88. Rosendorff C, Mitchell G, Scriven DR (1975) Evidence for the adrenergic control of cerebrovascular tone. In: Langfitt TW, McHenry LC, Reivich M, Wollman H (eds) Cerebral circulation and metabolism. Springer, Berlin Heidelberg New York, pp 443–445
89. Rowe GG, Henderson RH (1974) Systemic and coronary hemodynamic effects of sodium nitroprusside. Am Heart J 87:83–87
90. Salem MR (1978) Therapeutic uses of ganglionic blocking drugs. In: Ivankovich AD (ed) Nitroprusside and other short-acting hypotensive agents. International Anesthesiology Clinics, vol 16, no 2. Little, Brown & Co, Boston, pp 171–200
91. Schlant RC, Tsagaris TS, Robertson RJ (1962) Studies on the acute cardiovascular effects of intravenous sodium nitroprusside. Am J Cardiol 9:51–59
92. Schmidt U (1972) Hirndurchblutung bei intrakranieller Drucksteigerung und beim Hirnödem. In: Gänshirt H (Hrsg) Der Hirnkreislauf. Thieme, Stuttgart, S 715–729
93. Shapiro HM (1978) Monitoring in neurosurgical anesthesia. In: Monitoring in anesthesia. Wiley, New York, pp 179–187
94. Siesjö B (1978) Brain energy metabolism. Wiley, Chichester

95. Skene DS, Sullivan SF, Patterson RW (1978) Pulmonary shunting and lung volumes during hypotension induced with trimethaphan. Br J Anaesth 50:339–343

96. Smith AL (1975) Mechanism for cerebral vasodilation by halothane. In: Langfitt TW, McHenry LC, Reivich M, Wollman H (eds) Cerebral circulation and metabolism. Springer, Berlin Heidelberg New York, pp 353–354

97. Sonnenblick EH, Ross J, Braunwald E (1968) Oxygen consumption of the heart. Amer J Cardiol 22:328–336

98. Sonnenblick EH, Strobeck JE (1977) Derived indexes of ventricular and myocardial function. N Engl J Med 296:978–982

99. Sonntag H (1973) Coronardurchblutung und Energieumsatz des menschlichen Herzens unter verschiedenen Anaesthetika. Anaesthesiologie und Wiederbelebung, Band 79. Springer, Berlin Heidelberg New York

100. Sonntag H, Merin RG, Donath U, Radke J, Schenk H-D (1979) Myocardial metabolism and oxygenation in man awake and during halothane anesthesia. Anesthesiology 51:204–210

101. Sonntag H, Donath U, Hillebrand W, Merin RG, Radke J (1978) Left ventricular function in conscious man and during halothane anesthesia. Anesthesiology 48:320–324

102. Strunin L (1975) Organ perfusion during controlled hypotension. Br J Anaesth 47:793–798

103. Stoyka WW, Schutz H (1975) The cerebral response to sodium nitroprusside and trimethaphan controlled hypotension. Canad Anaesth Soc J 22:275–283

104. Stullken EH, Milde JH, Michenfelder JD, Tinker JH (1977) The nonlinear responses of cerebral metabolism to low concentrations of halothane, enflurane, isoflurane, and thiopental. Anesthesiology 46:28–34

105. Sundbärg G, Nornes H (1972) Simultaneous recording of the epidural and ventricural fluid pressure. In: Brock M and Dietz H (eds) Intracranial Pressure. Springer, Berlin Heidelberg New York, pp 41–50

106. Takeshita H, Michenfelder JD, Theye RA (1972) The effects of morphine or N-allylmorphine on canine cerebral metabolism and circulation. Anesthesiology 37:605–612

107. Tauchert M, Kochsiek K, Heiss HW, Strauer BE, Kettler D et al. (1972) Measurement of coronary blood flow in man by the argon method. In: Maseri A (ed) Myocardial blood flow in man. Minerva Medica, Turin, pp 139–144

108. Taylor TH, Styles M, Lamming AJ (1970) Sodium nitroprusside as a hypotensive agent in general anaesthesia. Br J Anaesth 42:859–864

109. Theye RA, Tuohy F (1965) Effect of trimethaphan on haemodynamics and oxygen consumption during halothane anaesthesia in man. Br J Anaesth 37:144–152

110. Tinker JH, Cucciara RF (1978) Use of sodium nitroprusside during anesthesia and surgery. In: Ivankovich AD (ed) Nitroprusside and other short-acting hypotensive agents. International Anesthesiology Clinics, vol 16, no 2. Little, Brown & Co, Boston, pp 89–112

111. Tinker JH (1979) Hypotensive anesthetic techniques. Amer Soc Anesth 7:215–226

112. Traystman RJ, Rapela CE (1975) Effects of sympathetic nerve stimulation on cerebral and cephalic blood flow. In: Langfitt TW, McHenry LC, Reivich M, Wollman H (eds) Cerebral circulation and metabolism. Springer, Berlin Heidelberg New York, pp 451–453

113. Turner JM, Powell D, Gibson RM, McDowall DG (1975) The effects of sodium nitroprusside on intracranial pressure and autoregulation. In: Lund N, Ponten U and Brock M (eds) Intracranial pressure II. Springer, Berlin Heidelberg New York, pp 345–349

114. Turner JM, Powell D, Gibson RM, McDowall DG (1977) Intracranial pressure changes in neurosurgical patients during hypotension with sodium nitroprusside or trimethaphan. Br J Anaesth 49:419–425

115. Turner JM, McDowall DG (1976) The measurement of intracranial pressure. Br J Anaesth 48:735–740

116. Vatner SF, Braunwald E (1975) Cardiovascular control mechanisms in the conscious state. N Engl J Med, 970–976

117. Viars P, Pertuiset B (1979) Variations of plasma renin activity during deep hypotension in neurosurgery. In: Jørgensen S, Brinkløv et al. (eds) Abstracts 15th congress of the scandinavian society of anaesthesiologists. June 26–30, p 88

118. Volle RL, Koelle GB (1975) Ganglionic stimulating and blocking agents. In: Goodman LS and Gilman A (eds) The pharmacological basis of therapeutics. MacMillan, New York, pp 565–574

119. Wang HH, Liu LMP, Katz RL (1977) A comparison of the cardiovascular effects of sodium nitro-
     prusside and trimethaphan. Anesthesiology 46:40–48
120. Warburg D (1948) Wasserstoffübertragende Elemente. Verlag Dr. W. Saenger, Berlin
121. West JB (1977) Ventilation/blood flow and gas exchange, third edition. Blackwell Oxford
122. Wiedemann K (1979) Gehirnstoffwechsel in Hypotension und Hypoxämie. Thieme (Thieme-
     Copythek) Stuttgart
123. Wildsmith JAW, Drummond GB, MacRae WR (1979) Metabolic effects of induced hypotension
     with trimethaphan and sodium nitropruside. Br J Anaesth 51:875–879
124. Winters WD, Ferrar-Allado T, Guzman-Flores C, Alcaraz MC (1972) The cataleptic state induced
     by ketamine: a review of the neuropharmacology of anaesthesia. Neuropharmacology 11:303–315
125. Winters WD (1972) Epilepsy or anesthesia with ketamine. Anesthesiology 36:309–312
126. Wollman H, Alexander SC, Cohen PJ, Chase PE, Melman E, Behar MG (1964) Cerebral circulation
     of man during halothane anesthesia. Anesthesiology 25:180–184

Anaesthesiologie und Intensivmedizin

Anaesthesiology and
Intensive Care Medicine

vormals „Anaesthesiologie und Wiederbelebung"
begründet von R. Frey, F. Kern und O. Mayrhofer

Herausgeber: H. Bergmann (Schriftleiter)
J. B. Brückner, M. Gemperle, W. F. Henschel,
O. Mayrhofer, K. Peter

Band 134
Thrombose und Embolie
Herausgeber: H. Vinazzer
Mit Beiträgen zahlreicher Fachwissenschaftler
1981. 124 Abbildungen, 48 Tabellen.
XII, 345 Seiten. DM 118,-. ISBN 3-540-10393-7

Band 135
P. Sefrin
Polytrauma und Stoffwechsel
1981. 28 Abbildungen. VIII, 90 Seiten. DM 49,-
ISBN 3-540-10525-5

Band 136
W. Seyboldt-Epting
Kardioplegie
Myokardschutz während extrakorporaler Zirkulation
1981. 36 Abbildungen. IX, 74 Seiten. DM 78,-
ISBN 3-540-10621-9

Band 137
G. Goeckenjan
Kontinuierliche Messung des arteriellen Sauerstoffpartialdrucks
1981. 49 Abbildungen, 11 Tabellen. IX, 110
Seiten. DM 78,-. ISBN 3-540-10730-4

Band 138
Neue Aspekte in der Regionalanaesthesie 2
Pharmakokinetik, Interaktionen, Thromboembolierisiko, New Trends
Herausgeber: H. J. Wüst, M. Zindler
1981. 72 Abbildungen. XIV, 178 Seiten (87
Seiten in Englisch). DM 78,-
ISBN 3-540-10893-9

Beiträge des Zentraleuropäischen Anaesthesiekongresses 1979
Band 139
Prae- und postoperativer Verlauf Allgemeinanaesthesie
Band 1
ZAK Innsbruck 1979: Begrüßungsansprachen,
Festvortrag. Panel III: Präoperative Anaesthesieambulanz. Freie Themen: Allgemeinanaesthesie, Postoperative Nachsorge.
Panel V: Anaesthesieletalität
Herausgeber: B. Haid, G. Mitterschiffthaler
1981. 106 Abbildungen, 86 Tabellen.
XXXIII, 225 Seiten (40 Seiten in Englisch).
DM 98,-. ISBN 3-540-10942-0

Band 140
Regionalanaesthesie Perinatologie Elektrostimulationsanalgesie
Band 2
ZAK Innsbruck 1979: Hauptthema I: Regionalanaesthesie. Freie Themen: Elektrostimulationsanalgesie. Panel II: Perinatalperiode
Herausgeber: B. Haid, G. Mitterschiffthaler
1981. 134 Abbildungen, 51 Tabellen. XI, 218
Seiten. DM 85,-. ISBN 3-540-10943-9

Band 141
Experimentelle Anaesthesie – Monitoring – Immunologie
Band 3
ZAK Innsbruck 1979: Freie Themen: Experimentelle und klinisch-experimentelle Anaesthesie, Technik und Monitoring, Anaesthesie
und EEG. Panel I: Immunologische Aspekte.
Freie Themen: Immunologie
Herausgeber: B. Haid, G. Mitterschiffthaler
1981. 183 Abbildungen, 32 Tabellen.
XIII, 252 Seiten (7 Seiten in Englisch).
DM 98,-. ISBN 3-540-10944-7

Band 142
Herz Kreislauf Atmung
Band 4
ZAK Innsbruck 1979: Freie Themen: Kontrollierte Blutdrucksenkung, Anaesthesie bei Cardiochirurgie, Haemodynamik, Atmung
Herausgeber: B. Haid, G. Mitterschiffthaler
1981. 263 Abbildungen, 51 Tabellen. XIV, 335
Seiten. DM 128,-. ISBN 3-540-10945-5

**Springer-Verlag
Berlin Heidelberg New York**

Anaesthesiologie und Intensivmedizin

Anaesthesiology and
Intensive Care Medicine

vormals „Anaesthesiologie und Wiederbelebung"
begründet von R. Frey, F. Kern und O. Mayrhofer

Herausgeber: H. Bergmann (Schriftleiter),
J. B. Brückner, M. Gemperle,
W. F. Henschel, O. Mayrhofer, K. Peter

Band 143
Intensivmedizin – Notfallmedizin
Band 5
ZAK Innsbruck 1979: Hauptthema II:
Anaesthesie und Notfallmedizin. Haupt-
thema III: Grenzen der Intensivmedizin. Freie
Themen: Intensivmedizin, Parenterale Ernäh-
rung und Volumenersatz, Säure-Basen-Haushalt
Herausgeber: B. Haid, G. Mitterschiffthaler
1981. 269 Abbildungen, 95 Tabellen. XV, 373
Seiten (13 Seiten in Englisch). DM 148,–.
ISBN 3-540-10946-3

Band 144
Spinal Opiate Analgesia
Experimental and Clinical Studies
Editors: T. L. Yaksh, H. Müller
1982. 55 figures, 54 tables. XII, 147 pages.
DM 68,–. ISBN 3-540-11036-4

Band 145
J. Beyer, K. Messmer
Organdurchblutung und Sauerstoffversorgung bei PEEP
Tierexperimentelle Untersuchungen zur regio-
nalen Organdurchblutung und lokalen Sauerstoffversorgung bei Beatmung mit positiv-endexspira-
torischem Druck
1982. 17 Abbildungen, 18 Tabellen. X, 84 Seiten.
DM 54,–. ISBN 3-540-11220-0

Band 146
H. Harke
Massivtransfusionen
Hämostase und Schocklunge
1982. 78 Abbildungen, 50 Tabellen.
XIV, 196 Seiten. DM 65,–. ISBN 3-540-11467-X

Band 147
L. Tonczar
Kardiopulmonale Wiederbelebung
1982. 44 Abbildungen, 15 Tabellen.
160 Seiten. DM 58,–. ISBN 3-540-11760-1

Band 148
Regionalanaesthesie
Ergebnisse des Zentraleuropäischen Anaesthesie-
kongresses Berlin 1981, Band 1
Herausgeber: J. B. Brückner
1982. 125 Abbildungen, 43 Tabellen.
XIII, 215 Seiten
DM 83,–. ISBN 3-540-11744-X

Band 149
Inhalationsanaesthesie heute und morgen
Herausgeber: K. Peter, F. Jesch
Übersetzungen aus dem Englischen von
E. Mertens–Feldbausch
1982. 126 Abbildungen, 19 Tabellen.
XII, 276 Seiten
DM 42,–. ISBN 3-540-11756-3

Band 150
Inhalation Anaesthesia Today and Tomorrow
Editors: K. Peter, F. Jesch
1982. 126 figures. 272 pages
DM 76,–. ISBN 3-540-11757-1

Band 151
H. Marquort
Kontraktionsdynamik des Herzens unter Anaesthetika und Beta-Blockade
Tierexperimentelle Untersuchungen
1983. 136 Abbildungen, 34 Tabellen.
Etwa 240 Seiten. DM 62,–. ISBN 3-540-11745-8

Band 152
Der Anaesthesist in der Geburtshilfe
Ergebnisse des Zentraleuropäischen Anaesthesie-
kongresses, Berlin 1981
Band 2
Herausgeber: J. B. Brückner
1982. 68 Abbildungen, 19 Tabellen. X, 184 Seiten
DM 42,–. ISBN 3-540-11831-4

Band 153
Schmerzbehandlung – Epidurale Opiatanalgesie
Ergebnisse des Zentraleuropäischen Anaesthesie-
kongresses Berlin 1981
Band 3
Herausgeber: J. B. Brückner
1982. 90 Abbildungen, etwa 26 Tabellen.
Etwa 184 Seiten. DM 68,–. ISBN 3-540-11830-6

**Springer-Verlag
Berlin Heidelberg New York**